中医博士育儿经

孩子脾胃好，免疫力更强，身体棒

陈青扬　蔡虎志 / 主编

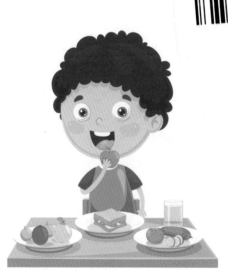

黑龙江科学技术出版社
HEILONGJIANG SCIENCE AND TECHNOLOGY PRESS

图书在版编目（ＣＩＰ）数据

孩子脾胃好，免疫力更强，身体棒 / 陈青扬，蔡虎志主编 . -- 哈尔滨：黑龙江科学技术出版社，2023.6
（中医博士育儿经）
ISBN 978-7-5719-1921-4

Ⅰ.①孩… Ⅱ.①陈… ②蔡… Ⅲ.①小儿疾病—脾胃病—中医治疗法 Ⅳ.① R256.3

中国国家版本馆 CIP 数据核字 (2023) 第 085445 号

孩子脾胃好，免疫力更强，身体棒
HAIZI PIWEI HAO, MIANYILI GENGQIANG, SHENTI BANG
陈青扬 蔡虎志　主编

出　　版	黑龙江科学技术出版社	
出 版 人	薛方闻	
地　　址	哈尔滨市南岗区公安街 70-2 号	
邮　　编	150007	
电　　话	（0451）53642106	
网　　址	www.lkcbs.cn	

责任编辑　孙　雯
设　　计　深圳·弘艺文化 HONGYI CULTURE

印　　刷	哈尔滨市石桥印务有限公司
发　　行	全国新华书店
开　　本	710 mm × 1000 mm　1 / 16
印　　张	11
字　　数	10 万字
版次印次	2023 年 6 月第 1 版　2023 年 6 月第 1 次
书　　号	ISBN 978-7-5719-1921-4
定　　价	45.00 元

前言

中医认为，"内伤脾胃，百病由生"，意思是说，如果人的脾胃受伤了，就很可能导致各种疾病。要想孩子身体健康、不生病，调理脾胃是关键，脾胃功能的好坏会影响孩子一生的健康。肾为先天之本，脾为后天之本。先天充足需要靠父母的给予，一出生就已经决定了；而后天的养护有赖于脾对营养物质的吸收、运输和代谢。因此，脾为气血生化之源，为后天之本。孩子生长发育好不好，免疫力强不强，抗病能力强不强，能不能长得高、身体棒，都和脾胃的功能密切相关。

实际上，小儿脾常不足，脾胃属于孩子健康方面的"短板"，只因孩子脾胃没像成人一样发育良好，消化吸收能力也并不完善，而孩子要生长发育，需要摄取很多营养，如果家长在喂养、护理方面不注意，孩子很容易就会出现发热、积食、厌食、腹泻、便秘、口疮等脾胃方面的病症。

儿童时期是孩子生长发育的快速期，因此关注孩子的身心健康非常重要。作为父母，我们必须了解和认识孩子的免疫力和脾胃之间的关系，这样才能为孩子的健康建立全方位的安全保障，做到让孩子身体棒、少生病，以及加速病后的恢复。

孩子免疫力的强弱、脾胃的好坏与父母的护理是否得当有着密切的关系，孩子的免疫力可以通过后天得到加强。本书从孩子的生理特点出发，以调养脾胃、增强孩子免疫力为主线，共分四章。第一章介绍了有关孩子免疫力的基础知识；第二章详述了脾胃的功能、不同年龄段孩子的脾胃特点以及常见的儿童脾虚症状，辨清孩子六大体质特点，才能帮助孩子养好脾胃，增强免疫力；第三章强调以科学合理的饮食来调养脾胃，其中包括科学的饮食结构、调理脾胃的营养素、四季如何养脾胃、调养脾胃的食材中药材等，让孩子身体更棒，不容易生病；第四章列举了多种因为孩子脾胃出问题而造成的常见不适症状，提出科学的日常防护措施、中医疗法和饮食注意事项，让家长能积极应对。

　　在这里需要提醒家长们注意，中医推拿、按摩、艾灸、敷贴等方法要遵循医嘱，在专业医师的指导下进行。

　　愿每个孩子都能养好脾胃、增强免疫力，胃口好、身体棒，健康成长。

目录

• 第二章 养好脾胃能增强孩子免疫力 •

• 第三章 科学饮食养护脾胃，让孩子身体棒、不生病 •

• 第四章 内调外养，调理孩子常见脾胃问题 •

孩子的健康状况和他的免疫力有着十分密切的关系，免疫力差的孩子容易生病，免疫力强的孩子则较少生病。可以说，免疫力是孩子健康最好的保护伞，免疫卫士时刻保护着孩子的健康。

第一章

孩子少生病的秘密
在于提高免疫力

了解孩子的免疫力

孩子是否会因每天接触各种微生物，如细菌、病毒、真菌、衣原体、支原体等而生病，以及孩子生病后康复速度的快慢，在很大程度上都取决于孩子免疫力的强弱。当孩子被病菌感染后，体内会产生抗体来消灭病菌，抗体会增强孩子的免疫力以对抗疾病，并预防其再次发病。因此，防病之本在于增强孩子的免疫力。

免疫力和免疫系统

免疫力就是人体的抗病能力，是人体自身的防御机制，是识别和消灭侵入人体的任何异物（病毒、细菌等），处理衰老、损伤、死亡、变性的自身细胞，以及识别和处理体内突变细胞和被病毒感染细胞的能力，是人体识别和排除"异己"、维护体内环境稳定性的生理反应。

免疫力在中医学中被称为"正气"。《黄帝内经》中提到"正气存内，邪不可干"，强调的就是人体处于健康状态时，任何细菌、病毒都无法侵袭人体。可以说，中国传统中医是研究免疫力的"鼻祖"。明代时，中医将天花患者康复后的皮肤痂皮磨成粉，吹入未患病儿童的鼻腔来预防天花，开创了世界免疫学的先河。

人体的免疫力一般可以分为先天性免疫和后天性免疫。先天性免疫即一生下来就具备的抗病能力，是孩子从父母身上遗传而来的；后天性免疫则是出生后在生活环境中慢慢形成的抗病能力。免疫力是依靠人体免疫系统发挥作用的，不合理的营养补给违背了免疫系统的运作流程，长期下来免疫系统就不能正常运作，机体的免疫力自然会下降。

而人体的免疫系统由免疫器官、免疫细胞和免疫活性分子组成。免疫系统有三大功能：①防御功能，维持机体平衡；②维持稳定的功能，保持和谐平稳的新陈代谢；③免疫和监督功能，去除异常细胞。

免疫三大功能反应对应表

免疫防御	清除入侵的病原微生物，消除其毒素反应过强而引发的超敏反应；防止功能低下造成免疫缺陷
免疫稳定	清除体内衰老、伤亡细胞，调节并维持自身内环境及生理功能的稳定
免疫监视	识别、杀伤和清除体内出现的突变细胞，防止肿瘤及持续感染功能低下而导致癌症及持续感染

如何判断免疫力的高低

有的家长会带孩子去医院进行细胞免疫、体液免疫等检查，以评估孩子的免疫力。其实除了明显的免疫缺损疾病，人体免疫力的高低是难以具体量化的，医学上更多时候是凭借人体在临床上的表现来判断免疫力的高低，比如孩子的营养状况、整体气色等。

中医师临床看病讲究望闻问切，若望诊时发现患儿的气色不好，一般就能判断孩子的脾胃功能不佳，因为中医理论认为"脾主肌肉"，而"胃主受纳，脾主运化"，脾胃功能不佳又说明其营养吸收能力差，会导致免疫功能低下，所以营养吸收状况是评估个体免疫力高低最重要的指标。

其次，疾病感染的频率或得病后的严重程度等都是衡量一个人免疫力高低的重要指标。

再者，那些容易感染到一般人不易感染的细菌或霉菌的人，或者是得了比较罕见的疾病，比如小儿败血症、小儿脑膜炎等严重疾病的患儿，也被认为是免疫力较低的群体。

儿童免疫力的特点

10岁之前的儿童普遍身体免疫能力较弱，尤其是0~3岁的孩子，要特别注意养护脾胃，否则容易生病。有句俗话说"三岁定八十"，这用在孩子的免疫能力上也是相当贴切的。3岁之前孩子的免疫系统并不成熟，用宋代医者的话就是"小儿五脏六腑成而未全，全而未壮"，所以在喂养上要讲究，小孩子生出来就是虚寒的体质，因为孩子阳气不足，所以喂养上的正确做法不是清热，而是补气、养肠、健脾，不能用阴的食材，而是要补充阳的东西，这样才能借助食材达到增强免疫力的功效。

儿童免疫力特点

年龄	免疫力的特点
0~3岁	免疫器官组织尚未发育成熟，抵抗外来致病微生物的能力弱
3岁以上	体内免疫血清抗体浓度接近成人
10岁左右	免疫系统的抵抗力和成人相当
16周岁	免疫系统基本完善

孩子免疫系统低下的表现

在医学上，免疫系统低下可分为三个方面：生理性免疫低下、先天性免疫低下、后天继发性免疫低下。

生理性免疫低下

症状表现：主要是容易感染上呼吸道疾病，如感冒等，而不是肺炎、脑膜炎、败血症等严重感染。通常是由于天气变化、生活环境改变等日常情况引起的，一般可自行痊愈。

是否需要治疗：属正常现象，通常不需要治疗。

治疗恢复关键：生理性免疫低下是小儿常见的现象，因此与成人相比，孩子更容易感冒。生理性免疫低下是每个人在成长过程中都必须经历的，属于正常现象，此时家长不必过度紧张、过度用药或干预，合理的作息、饮食、穿着能让孩子的免疫力慢慢增强。

先天性免疫低下

症状表现：孩子每次得病较重，且持续时间较长。比如感冒用药后还会演变成呼吸道炎症；所患疾病可能是败血病、恶性肿瘤等；有家族遗传史等。

是否需要治疗：属于病态，需要积极应对与治疗。

治疗恢复关键：医学上称之为免疫缺陷，由于先天性免疫低下多由基因突变引起，因此具有遗传性。及时对症治疗可能影响到免疫系统的疾病，如先天性心脏病，当心脏畸形校正后，孩子反复感染的情况就会明显改善。

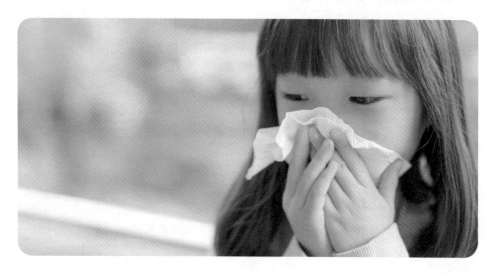

先天性免疫低下的治疗，需要根据病情采用不同的措施，治疗起来较困难，也是一个长久的过程。如果属于早产、多胎、低体重的情况，孩子一般存在脾气不足、五脏六腑功能虚弱的症状，也可能出现不同程度的先天性免疫不足、免疫功能低下，此时家长要悉心呵护，找到适合孩子的饮食喂养方法，而不是随便增加营养，其他小孩一餐的分量在早产、多胎、低体重的小孩身上可能就需要分成两到三餐来喂养，让孩子慢慢消化吸收。

后天继发性免疫低下

症状表现：孩子由于感染、药物、营养不良等，导致免疫力低下。换言之，由于生理性免疫阶段的养护不合理，逐步形成继发性免疫低下的情况。其导致的后果并不是轻微的拉肚子、呼吸道感染等问题，而是肺炎、气管炎，甚至是其他免疫缺陷疾病。

是否需要治疗：属于病态，需要治疗。

治疗恢复关键：及时清除可能损害免疫系统的病毒或细菌病灶；更改或停用引起免疫低下的药物；避免因营养不良而影响孩子免疫系统的发育和成熟。去除这些不良因素后，孩子的免疫功能便会逐步恢复。

孩子免疫力低下的原因

有部分家长觉得自己的孩子比别人家的更容易生病，而且天气稍有变化这种情况就更明显了，那究竟是什么导致孩子的免疫力低下呢？

遗传因素

家长自身有遗传病、免疫力不足或属于过敏体质，会导致孩子也容易免疫力低下。

特殊情况

父母大龄生育（男女均大于30岁）、双胞胎或多胞胎（胎儿营养吸收不匀）或孩子出生不是足月顺产（35周之前便生产）、病菌感染等。

环境因素

空气污染、食品污染、水污染等都是损害宝宝免疫力的罪魁祸首。长期处于污染的环境中，会对宝宝的免疫力造成影响。此外，刚上幼儿园的宝宝因为环境的突然改变，心理上不能迅速适应，再加上幼儿园的集体环境，免疫力也会下降。

爱吃甜食

常吃甜食的宝宝，容易出现肥胖或者龋齿，血液中白细胞吞噬病菌的能力也会大幅下降，从而导致免疫力降低，甚至引发内分泌疾病。

营养缺乏

营养是维持人体健康和免疫力正常的物质基础。暴饮暴食、挑食偏食、节食等都会造成机体营养失衡，从而导致免疫物质的合成受阻，继而引发免疫力下降而致病。

滥用药物

如果长期使用抗生素，人体会产生耐药性，从而打乱人体平衡。这样不但影响了宝宝的健康，还会使宝宝的免疫力大大下降。宝宝一生病，有的父母习惯性给宝宝喂药，久而久之，宝宝就会对某些药物产生依赖性，从而导致免疫功能受到影响。

不良生活习惯

宝宝的不良习惯也是导致免疫力下降的原因。有一些宝宝睡前习惯吃东西，不刷牙或不漱口的宝宝容易出现扁桃体发炎。

四个极端的免疫系统问题

临床上有四个极端的免疫系统问题应该引起家长的关注，合理喂养能帮助孩子从小打好基础，强健的体质对远离癌症、过敏等免疫性疾病有积极的作用。

自身免疫疾病

常因免疫系统的辨识功能出现异常，导致自己攻击自己而产生自身免疫抗体，进一步造成体内伤害的产生，整体来说和免疫力的调控异常有关。自身免疫疾病有复发性口腔炎、类风湿性关节炎、系统性红斑性狼疮等。

免疫力不全

免疫力不全又可分为先天免疫疾病和后天免疫疾病两类。其中先天性（缺陷性）免疫疾病主要分为5类，包括淋巴细胞缺陷、T淋巴细胞缺陷、合并B与T淋巴细胞缺陷、补体蛋白缺损、吞噬细胞缺损功能，这些先天免疫细胞的缺损，多因在婴幼儿时期发病而被诊断出来。至于后天（获得性）免疫疾病，最广为人知的为艾滋病，艾滋病的病毒攻击T淋巴细胞，导致T淋巴细胞的功能受阻碍，体内免疫功能下降。另外，部分癌症病人进行化疗的不良反应也会导致免疫系统受压抑。

癌症

引发癌症的确切原因尚未明朗，但西医学认为这与免疫的调控能力出现异常有关，中医学认为癌症的产生可能与机体阴阳失衡有关。

过敏

现今有过敏问题的小朋友与大人都不在少数，无预警的突然发作也容易给日常生活造成困扰。饮食喂养不合理导致脾土长期受损，遗传因素、情志受伤等都是过敏性疾病高发的原因。

免疫力越高越好吗

如果听说某个孩子常常生病，我们的第一反应多半是这个孩子的身体免疫力不佳。确实，人体生病与免疫力有着紧密的联系，免疫系统的功能紊乱会导致人体抵抗外邪的能力减弱，其具体表现为消灭侵入到人体的致病微生物的能力下降，这样就很容易生病了。但是我们不能片面地认为生病是免疫力不佳导致的，因为免疫力过高也会致病。因此，我们可以将它理解为人体在免疫功能失衡的状态下容易生病。免疫功能的失衡包括两个方面，第一个方面是免疫力低下，第二个方面是免疫力过高。

免疫力低下

免疫力低下受到很多因素影响，比如生活环境、饮食习惯、睡眠质量、运动量与心理压力等，其中饮食起到决定性的作用。尤其是处于生长发育时期的孩子，家长总是一味地增加营养的摄入而忽略了孩子本身能不能吸收的问题，这样盲目的吃只会增加人体的负担，长期不合理的营养摄入，免疫力自然会下降，让孩子身体强壮的目的就不能达到了。这种情况在我们身边是普遍存在的，因为生活水平的提高，不少家庭能给孩子提供充足的营养补给，但我们却发现，现在的孩子身体更虚弱了，也需要常常去医院，这很大程度上与家长的过度营养补给有关。

免疫力过高

我们可以将免疫力过高理解为对身体外部物质反应过度，而"过敏"是免疫力过高的一个常见表现，比如神经过敏、哮喘等。与免疫力低下相比，免疫力过高在临床治疗上更为棘手，因为人体摄入过敏物质有可能是致命的，而且几乎所有物质都可以成为过敏原，但人们往往容易忽视过敏或免疫力过高的危害。由此可见，身体免疫力并不是越高越好，身体内环境的平和、平稳才是机体健康的重要保证。

提升孩子免疫力的主要途径

自然免疫

宝宝从出生那天起，就有天生的、自然的免疫力，这种天生的免疫就是自然免疫。每个宝宝出生时，自然免疫就构成了宝宝抵御疾病的第一道防线，对宝宝的身体进行了全面保护，如宝宝的皮肤、鼻子、咽喉、胃肠道黏膜等。所以，自然免疫是免疫力中当之无愧的"老大"。

主动免疫

主动免疫虽然不像自然免疫那样，从宝宝一出生时就开始保护他，但却绝对是"最勇敢"的，因为主动免疫是随着宝宝成长而逐渐获得的，是宝宝的身体在跟疾病的"遭遇战"中产生的，是在不断地暴露于疾病中或通过疫苗接种而发展起来的，是宝宝免疫力提升的三种主要途径抗击疾病的"急先锋"。宝宝出生后，在成长过程中宝宝的身体会接触到外来抗原，体内会产生对抗这种抗原的特殊抗体，这就是主动免疫。当宝宝再次接触细菌、病菌等异物的侵犯时，抗体会联合其他免疫细胞，和它们展开"搏斗"，来保护宝宝不生病。这种主动获得的免疫力可以持续很长时间，长久地保护宝宝！

被动免疫

相对来说，被动免疫是比较偷懒的，不像主动免疫那样，全靠自己打拼。被动免疫是直接通过外部给予抗体等免疫成分，并送到宝宝体内，从而获得的暂时性保护，如同身体从其他地方借来的免疫力。宝宝出生时，体内有从母体带来的抗体，所以小宝宝不容易生病。宝宝吃母乳时，也会从母乳中获得大量的血清免疫球蛋白，从而得到对抗疾病的免疫力，这能对少数疾病产生快速、短暂的预防作用。 不过，被动免疫在宝宝体内时间并不长，相对不如前两者能持久呵护宝宝。

不同类型的孩子如何提升免疫力

科学地制定提升孩子免疫力的方案，有利于提高孩子的免疫力，减少孩子生病的概率。

新生儿

当宝宝还在妈妈肚子里时，就通过脐带从母体接受了一些抗体，这样就获得了一层天生的保护屏障，新生儿可以凭借它抵抗一些疾病的发生。但是，这些抗体只能够为宝宝筑起第一道防护体系，此时宝宝体内的白细胞功能还不健全，在宝宝体内也只能维持很短的一段时间，因此新生儿期是抵抗力很差的一段时期。父母应该想尽办法让宝宝的免疫系统尽快发育起来。以下是帮助新生儿提升免疫力的具体方案。

①尽量以母乳喂养

母乳营养丰富，含有机体需要的各种营养物质，尤其是充足的优质蛋白质，有利于新生儿的智力发育。

母乳中含有的多种球蛋白抗体，可增强新生儿的免疫力，是牛奶、羊奶和其他人工乳制品所无法比拟的。美国医学会婴幼儿健康专家称，坚持母乳

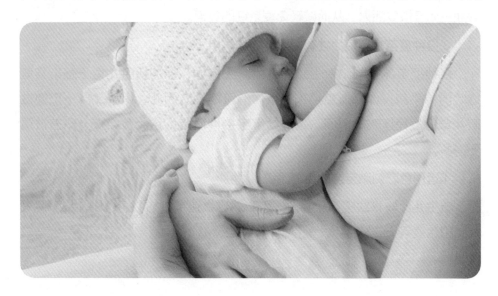

喂养6个月以上的宝宝，儿童期得癌症的情况相对少得多。因此，母乳喂养是新生儿提升免疫力的最好方法。有条件母乳喂养的妈妈，应在宝宝出生后至宝宝6个月大时坚持只给宝宝喂食母乳。即使给宝宝喂食辅食，也要继续母乳喂养，直到宝宝断奶。母乳不足的妈妈也要尽量坚持母乳喂养4个月，对宝宝来说，只要能吃到母乳就好。

获得性免疫力产生的具体免疫物质有很多种，其中最重要的是抗体。比如人感染到甲型肝炎病毒后，不论曾经是否生病，均可以产生抵抗甲型肝炎病毒的抗体，保护人体免受该病毒再感染。抗体主要存在于血液中，也存在于唾液、泪液以及哺乳妇女的乳汁等分泌液中。

在产妇刚生下新生儿的头几天里，产生的乳汁为初乳，其中含有的抗体最为丰富，新生儿或婴幼儿在吸乳时可将母亲乳汁中的抗体一并吸取，同样也就得到了对那些病原微生物的免疫力，可防止感染。所以从免疫学的角度看，母乳喂养大大优于人工喂养，尤其是产后几天的初乳，应提供新生儿吸取。

②充足的睡眠让宝宝的免疫系统"养足精神"

新生儿每天应保证20小时左右的睡眠时间。充足的睡眠能使新生儿的身体通过休息恢复活力，从而减轻免疫系统的负担。

③接种疫苗，免疫力才有保障

接种疫苗能够刺激新生儿的身体产生抗体，保护新生儿免于感染某些危险的传染病，或降低患感染性疾病的可能性。因此，新手父母一定要遵照儿童免疫程序表的时间，定时给宝宝接种疫苗，这比多穿衣、多盖被重要得多。

④运用色彩刺激宝宝的免疫系统

新生儿比较喜欢暖艳、明快的色彩，这会让宝宝的心情愉快，从而促进大脑和免疫系统的发育。

断奶期

断奶期也是宝宝免疫力较弱的一段时期。6个月后的宝宝，来自母体的免疫力基本消耗完，免疫系统尚不健全，宝宝自身产生的免疫球蛋白很少，如果再缺乏母乳做后盾，宝宝的免疫优势就会变得非常薄弱。因此，断奶期的宝宝对外界不良刺激的抵御能力比较弱，特别容易患水痘、皮疹等传染性疾病。

此时如果不及时发现和治疗，这些疾病会给宝宝带来严重的影响。因此，宝宝不舒服的时候父母一定要加倍小心，及时带宝宝就医。断奶期的宝宝提高免疫力的方法跟新生儿期有所不同。

①补充营养

宝宝6个月大以后，母乳中的营养已不能满足宝宝的生长发育所需，父母要及时、科学地给宝宝添加辅食和配方奶粉。从辅食中获得免疫力，对宝宝来说很重要，它会使宝宝的免疫系统更完善。

当开始给宝宝添加辅食时，可以参考下面这些食物。

富含维生素A 的食物：红薯、胡萝卜、杏等；

富含维生素C 的食物：猕猴桃、哈密瓜等水果；

富含维生素E 的食物：菠菜等绿色蔬菜。

五谷杂粮如燕麦、大麦、玉米、小米等，都含有丰富的矿物质。

注意辅食添加的顺序和原则、食物的选择和制作方法，在营养上要做好母乳与辅食的衔接。

②多晒太阳

除了恶劣天气外，尽量每天带宝宝出门走走。每天半小时的身体活动和日光浴，可以很好地起到增强体质的作用。日光中含有红外线，可使人全身血管扩张来温暖身体，进而增强抵抗力；日光还可以促使皮肤制造维生素D，帮助钙、磷吸收，使骨骼长得结实，可预防和治疗佝偻病。

学龄前期

随着年龄的增长，宝宝自身的免疫系统逐渐发育成熟，免疫力也逐渐提高。3岁以后的宝宝，自身免疫力会有明显的提高。但刚上幼儿园的孩子，由于生活环境发生了较大的改变，接触的人群相应加大，将会接触到更多、更广泛的病菌，而宝宝自身缺乏相应的免疫机制，此时的宝宝就很容易生病。初入园的宝宝的免疫提升要做到以下几点。

①选择健康的食物

宝宝需要摄取维生素和矿物质来构建强壮的免疫系统，而一些营养物质必须从食物中摄取。健康食品包括富含维生素A的食物、富含维生素C的食物、能够提供维生素E的食物等，还有含有各种各样的矿物质的食物。

②少吃含糖食物

糖会降低白细胞的活力，进而削弱宝宝身体对细菌的反应能力。

③定期锻炼

定期做运动有助于宝宝循环系统的运转，而且能帮助他们消化，改善胃口。要确保宝宝每天至少用半小时做一些运动。运动的强度不必很大，简单地滚爬就可以。

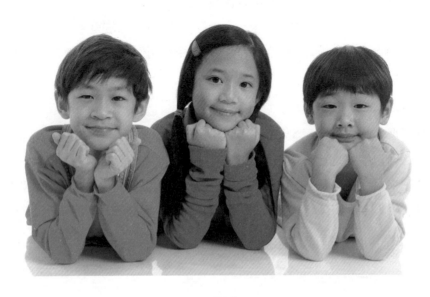

④多和其他宝宝接触

通过接触其他宝宝，可以刺激宝宝的免疫反应，增强宝宝的抵抗力，从而降低对过敏原起反应而引发气喘的概率。2000年，《新英格兰医学期刊》中的文章指出，13岁以下的宝宝如果幼小时即和较年长的孩子或托育机构里的小朋友相处，日后患气喘的概率会减少50%。

⑤天凉慢添衣

耐寒锻炼是提高宝宝对寒冷反应灵敏度的有效方法。未经寒冷锻炼的宝宝，更容易感冒。一般来说，宝宝比大人多穿一件单衣就可以了。

⑥减少压力

研究显示，宝宝承受的压力越大，越容易感冒。父母应多指导宝宝学习放松的技巧，多参与集体活动，别让压力压垮宝宝的免疫力。

早产的孩子

相对来说，早产宝宝比足月宝宝的免疫系统发育更不成熟，故对某些感染病的抵抗力较弱，易引起败血症，死亡率可达30%。早产儿的胎龄越小，免疫力越差。因此，如何让宝宝少生病，成了每个早产儿家庭最关心的事。

如果条件允许，早产儿要尽量在医院的早产儿室护理到满月左右，如果过早地将宝宝带回家，要注意保暖，室温应在24℃，相对湿度应在55%～65%。

以母乳喂养为佳，间隔时间不定，奶量亦可不计。不能吮吸者可用滴管喂养。宝宝体重越小，喂养的间隔时间越短。

每次食量要少，具体食量以体重增长为准。

维生素及矿物质的补充也很重要。宝宝出生后前三天应每天注射1毫克维生素K_1，3天后改口服3个月；出生4天后加维生素C，剂量为每日50～100毫克；10天后加维生素A和维生素D；4周后添加铁剂，同时加维生素E和叶酸。

早产儿应特别注意预防感染。早产儿抵抗力低，应避免与感冒或患有其他感染病的病人接触，不要将宝宝抱到人多拥挤或者空气不流通的地方。家人中如有人患了感冒等疾病，应及时与宝宝隔离，防止传染给宝宝，母亲患病也要隔离。帮早产儿洗澡时，要特别注意不要污染了肚脐。

早产儿的呼吸系统发育不完善，尤其在春季，更容易发生呼吸道疾病，因此给宝宝提供的卧室应该向阳，要保持室内空气流通，温湿度适宜。

剖宫产的孩子

剖宫产分娩对宝宝的健康有一定的影响，最突出的表现就是剖宫产宝宝的免疫力较低。主要体现在以下几个方面。

①剖宫产的宝宝肺部没有经过产道挤压，出现呼吸系统并发症（如湿肺、肺透明膜病）的可能性比自然分娩的宝宝高。

②剖宫产的宝宝，日后容易出现统和失调、多动、情绪敏感、注意力不集中等异常行为和心理行为问题。

③剖宫产的宝宝，免疫力要比正常分娩的宝宝低，易患感染性疾病。

④剖宫产的宝宝，没有经过妈妈的产道，免疫球蛋白获得量比阴道分娩的宝宝要低。免疫力降低了，感染的风险自然更大了。

⑤剖宫产的宝宝，肠道乳酸杆菌和长双歧杆菌数量比自然分娩的宝宝要少，宝宝患腹泻及食物过敏的风险较大。

那么，如何才能提升剖宫产宝宝的免疫力呢？

①**补充乳铁蛋白可以提升免疫力。**乳铁蛋白是母乳中的核心免疫蛋白，很多配方奶粉就是针对剖宫产宝宝的特点，特别添加了高含量乳铁蛋白，可以有效提升机体免疫系统的功能。

②**添加益生菌，强化肠道免疫防线。**人体的肠道分布着70%～80%的免疫细胞。针对此特点，有的配方奶粉搭配了有利于建立以双歧杆菌为主的健康肠道菌群的益生菌和益生元组合，营养素种类丰富，可以强化剖宫产宝宝的肠道免疫功能。

③**优化脂肪酸，让宝宝的呼吸系统更健康。**有数据表明，婴幼儿哮喘的发病率与脂肪含量以及脂肪中亚油酸与亚麻酸的比例有关系。一些婴幼儿奶粉专门针对剖宫产宝宝合理配比了脂肪酸，降低了亚油酸与亚麻酸比例，可以有效减少剖宫产宝宝哮喘的发病率，让宝宝的呼吸系统更健康。

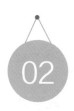

孩子不生病的根本：扶助正气

什么是中医讲的"正气"

中国最早的医学典籍《黄帝内经》中就有"正气"的相关论述，《黄帝内经·素问·生气通天论》中记载"阴平阳秘，精神乃治，阴阳离决，精气乃绝"，还有《黄帝内经·素问遗篇·刺法论》中的"正气存内，邪不可干"。所谓的正气，指的是人体的机能活动与抗病、康复能力，所以中医的"正气"概念类似于西医中的"免疫力"。

《黄帝内经·素问·评热病论》中云："邪之所凑，其气必虚。""正气"存在于人体脏腑、经络、气血中，它像一名巡逻兵，监督着机体各环节的运作，当身体出现异常的状况，调配相应的组织来抵御外来侵略物质，从而起到干预、修复的作用。这也与西医免疫系统的防御、维稳、免疫和监督三大功能是一致的。

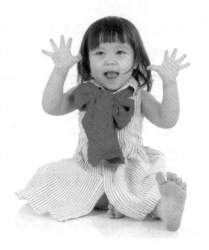

扶升正气的关键在顾护脾胃

自出生至成年，人体正气呈现上升趋势。明代医学家万密斋在《育婴家秘》中指出"儿之初生曰芽儿者，谓如草木之芽，受气初生，其气方盛，亦少阳之气方长而未已"，即孩子出生初期正气不足，但随着年龄的增长而变得充盈，直至成年。此时身体方方面面都会有很大的变化，如体重、身长、动作、语言等方面，同时脏腑功能也在不断地完善成熟。

扶升正气的关键在顾护脾胃。李东垣在《脾胃论·脾胃虚实传变论》中说："元气之充足，皆由脾胃之气无所伤，而后能滋养元气。若胃气之本弱，饮食自倍，则肠胃之气既伤，而元气亦不能充，而诸病之所由生也。"中医学临床诊治疾病十分重视脾胃，常把"顾护脾胃"作为重要的治疗原则。

脾为后天之本，主运化水谷精微，为气血生化之源。小儿发育迅速，生长旺盛，对营养精微的需求比成人多，但小儿脾胃薄弱，且不知饮食自节，稍有不慎即易损伤脾胃，引起运化功能失调，而出现呕吐、积滞、泄泻、厌食等病症。如果长期饮食不当，脾胃便会受损，正气就会削弱，人就变得容易生病，所以合理调养脾胃相当重要。

学会治未病，让孩子少受罪

中医治未病的三大核心内容包括未病先防、小病防变、病后调护（预防下次生病）。其中，未病先防是放在首要位置的。

《黄帝内经·素问·四气调神大论》中提到："是故圣人不治已病治未病，不治已乱治未乱，此之谓也。"另外，《黄帝内经·灵枢·逆顺》也说："上工刺其未生者也；其次，刺其未盛者也……上工治未病，不治已病，此之谓也。"所以，医术高明的医生不是在你生病后帮你诊治的医生，而是在日常中就提醒你注重调养体质、调理身体阴阳气血的平衡，从而增强抗病能力，掌握预防疾病主动权的医生。

根据多年的行医经验，家长带小孩子来看病，基本上离不开呼吸系统疾病和消化系统疾病两大类。其中呼吸系统疾病能占到80%，大多是咳嗽、喉咙发炎、气喘、发热、气管炎、肺炎、哮喘等，而消化系统疾病有食欲不振、呕吐、肚子痛、便秘、腹泻等。因此，想要孩子少生病、不生病，预防工作要做好。在中医理论中，很早就把五脏类比于五行，其中土和金分别代表着五脏中的脾和肺，即消化系统和呼吸系统，并且有着"脾土生肺金"的理论，换言之，消化系统是呼吸系统的"父母"，如果患上呼吸系统的相关疾病，表明是对消化系统的呵护不足，因此解决大多数身体毛病的关键在于脾胃的调理。

脾胃承担着运输物质、消化吸收能量，并给其他脏器提供营养的工作，但孩子的脾胃功能还处在稚嫩的状态，因此家长要重点呵护孩子的脾胃。不同年龄段的孩子，饮食自然不同。小婴儿以母乳、米汤、米糊、稀烂的粥为主；年龄稍大的孩子饮食就可以跟成人相似，但质地还是要偏稀偏烂，而且要少食多餐；1岁前不应在晚上睡觉前进食。此外，消食导滞是儿科治未病的首选方法，它能起到提升孩子免疫力、减轻孩子肠胃负担、恢复脾胃功能、提升孩子正气的作用。

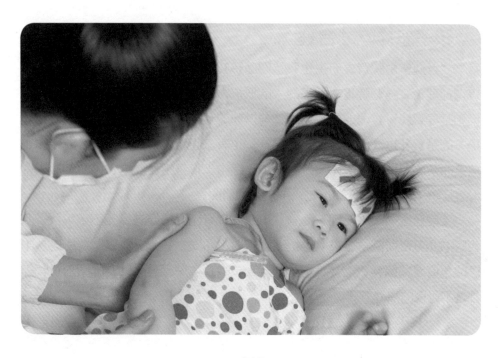

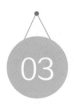

家长需掌握的日常调护知识

孩子的健康离不开孩子、家长与社会三方面的共同努力。但孩子年纪尚小，很难进行自我管理，所以家长要善于学习、沟通、观察，掌握科学的育儿知识，为孩子的健康保驾护航。

孩子怎样吃才合理

"百病皆由脾胃衰而生也""四季脾旺不受邪"均是中医学中重要的脾胃调理理论，强调脾胃功能强的人的抵抗力也强，不易生病。而饮食喂养出错则是导致脾胃衰弱的重要原因，与以前的喂养方式不同，当下的喂养错误更多的是营养过剩，盲目给孩子进补；也有家长老觉得孩子上火，总给孩子熬煮凉茶喝，造成孩子体质寒凉；更不乏由于自身工作、饮食习惯等原因，没有让孩子按时进食，造成过饥或过饱的情况。

《景岳全书·小儿则》提到"小儿饮食有任意偏好者，无不致病"，明代医书《万密斋医学全书》也提到"若要小儿安，三分饥与寒"，所以从中医的角度看，偏食、挑食、饱食、劝食、哄食、逼食、久食、临睡前进食等都是不可取的喂养方式。

孩子怎样穿着才合适

夏天时在大街上看到一些家长自己穿短袖，孩子却还穿着外套；冬天则里三层外三层，包裹得严严实实，这是因为不少父母总担心孩子受寒。中医研究则认为"多衣多寒"，穿太多的衣服，将孩子当成温室的小花，他们就难以得到阳光的沐浴，阳光杀菌强身的功效就无法发挥了。

"药王"孙思邈也曾用"凡天和暖无风之时，令母将儿于日中嬉戏，数见风日，则血凝气刚，肌肉牢密，堪耐风寒，不致疾病。若常藏在帏帐之中，重衣温暖，譬犹阴地之草，不见风日，软脆不堪风寒也"来强调孩子应该多接触大自然以提升体质。

另外，《黄帝内经·素问·生气通天论》中也说"汗出见湿，乃生痤痱"，所以不能给孩子穿太多衣服，否则大量出汗却没有及时处理时，孩子就容易"闷伤"，紧接着就会长皮疹。尤其是由老人照护的孩子，一般都穿得比较多，那是因为老人本身年老体弱，需要多穿衣服，却忽视了小孩的真正需求。

总的来说，在身体健康、无病痛的前提下，3岁以下的孩子日常穿着比成人多一件即可，3岁以上的孩子基本上可以和成人一致。

孩子居室怎样布置才合理

家长要明白孩子不是成人的缩影，他们处于生长发育时期，体格尚未完善，适应能力还不能与成人相提并论，所以为了孩子的健康成长，在居室的布置上也应该多花心思。比如床垫太软、枕头太高或太低、房间空气不流通等情况都会影响孩子的睡眠质量，不利于孩子的身体发育。

在天气寒冷的时候，有的家长习惯让孩子睡在睡袋中，这种做法比较适用于小婴儿，因为他们会睡得比较安稳，但其实并不适合年纪稍大的孩子，如果不能自如翻身，睡眠质量自然就下降了。

天气闷热的时候自然就需要使用空调或风扇，但有些家长抱怨说家里夏天都不敢使用空调，怕孩子因受寒而生病。但事实上，孩子因为天气炎热、天生好动等原因导致出汗，没有及时抹干导致全身长了痱子的例子并不少见。中医中就有"汗出见湿""汗出当风"的见解，汗衣紧贴肌肤导致风邪入内，不能散热毒后就容易患上皮肤病、感冒。所以适当使用空调或风扇是可以的，只要稍微控制温度或风速，注意稍微打开门窗通风，而且出风口不要直对孩子的头面部吹即可。

孩子情绪不佳也会影响免疫力吗

孩子也有七情六欲，当其情志受损时就容易免疫力低下，此时会造成更为棘手的过敏性疾病，比如过敏性哮喘、过敏性咳嗽、过敏性鼻炎、过敏性湿疹等。情志受损会直接造成精神方面的疾病，如癫痫、多发性抽动症、多动症、自闭症、抑郁症等。

孩子玩耍、出行要注意什么

电子设备的迅猛发展，使得年轻父母因为沉迷手机、电脑等而忽略照护孩子的事情时有发生，轻则让孩子自己玩耍，疯跳疯跑；重则出现安全事故，如孩子被卡住、溺水等。

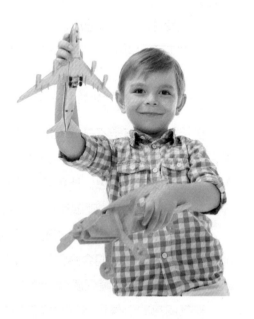

此外，不少家长也喜欢带孩子外出运动、旅游等，但出行安排及防护工作一定要到位，不是所有的小孩都适合游泳、跑步、泡温泉，要结合孩子的体质特点，也要考虑气候因素。不科学的身体锻炼，比如没有进食就大量运动、吃完饭就剧烈跑跳等，就不能很好地达到强健体魄的目的。

医疗行为中有哪些需要特别注意的

为什么孩子需要经常去医院，很多父母并没有从自己身上寻找原因，要先确认是不是自己的疏忽大意，是不是自己不合理的喂药伤了孩子的身体，是不是食疗不当，又或者是不是医护人员给孩子不合理的用药（长时间用抗生素、抗病毒药物）。

此外，中医、西医各有所长，又各有所短，日常诊疗可综合运用。

孩子生病，该如何看病才能好得快

现在很多家长都很心急，早上带孩子看了一个医生，下午没好，晚上又找别的医生看急诊，一种病换了好多医生，带着孩子奔波在去各个医院的路上……

其实，现在坐诊的医生都是受过专业医学教育的，都相当有经验，都有能力看好病。所以，家长在选择医生的时候不必专门选择主任、专家，关键要看医生有没有耐心，能不能细心地倾听你的讲述，这才是最重要的。给医生多些理解，医生也会多些耐心，这样的医患关系才会越来越好。

养育孩子是一门大学问，需要有责任感，需要花心思。日常可以多花时间全面学习孩子常见疾病的诱因、看护要点等知识，比如发热时退热药的合理使用、中西医怎样合理配合才好，这样当孩子出现不适时就不会手足无措，浪费金钱与时间了。

免疫力就是抵抗力吗

所谓"抵抗力"指的是在中枢神经系统的控制下，人体的各个系统分工合作、密切配合，保证人体生命活动的正常进行的能力。其中，免疫系统是一个非常重要的组成部分。免疫系统的主要功能是防御外界病原微生物的侵入，从而防止各种疾病。实际上，人体的这种防御能力就是抵抗力。

而免疫力是一种防御机制，它能识别和消灭外来异物，可以将自身坏的细胞进行处理，是人体最重要的一种生理反应。如果出现免疫力低下，就容易导致一些异常疾病的发生，比方说容易导致经常性的感冒、发热。

免疫力是影响抵抗力的最主要因素，如果出现抵抗力低下，一方面考虑和免疫力受损有一定的关系，但同时也要考虑和饮食、环境等都有一定的关系，所以免疫力和抵抗力并不完全是一回事。

现代免疫学认为，提高免疫力是提高人体识别和排除"异己"的生理反应。有多种方法可以增强免疫力，例如饮食调理，多食用有益食品，特别是小孩，需多注意免疫力的增强。

孩子玩耍比睡眠更重要吗

宝宝一天天长大，有了自己的想法，玩耍成了生活的主要内容。为了宝宝不哭闹，也为了减少自己看护的疲劳，大多数妈妈就依着宝宝想玩就玩，结果导致宝宝睡眠不足。充足的休息和睡眠可以使身体迅速恢复，尤其在宝宝疲劳和疾病前后，休息和放松更不容忽视。每天应保证新生儿睡16~20小时，6~12个月的婴儿睡14~15小时。

室内活动和户外活动如何平衡

如果担心天气变化、外面空气污浊、温度下降，易造成宝宝生病，就门窗紧闭，这样做是不对的。从病菌、灰尘种类或总量来说，屋里一定比外面少，但从某一种细菌或病毒的浓度来说，屋里比外面多。病毒和细菌达到一定浓度才能致病，而密闭的环境有利于细菌和病毒的繁殖，通风的房间的细菌浓度明显降低。

每天带宝宝到户外接受一些自然光照，有利于免疫系统正常工作。尤其是新生儿，每天的日晒可以有效防止佝偻病和尿布疹的发生。定时打开门窗换气，保证宝宝的房间空气流通。每天至少换气两次，时间选择在上午9~11点和下午3~5点这两个空气污染低的时段，每次不少于45分钟。

免疫力强的宝宝就不生病吗

父母往往存在这样一个认识误区，免疫力强的宝宝不生病。其实不然，正确说来，免疫力强的宝宝是不容易得病，即便是生病，也能很快恢复。免疫力有先天性免疫和后天性免疫之分。先天性免疫是与生俱来的，如胃酸、唾液酸、呼吸道黏膜、血液里的细胞都能够杀菌，排汗、排尿、排便也能清除和抑制细菌。这些都属于先天性免疫，它没有专一性，不针对某一种病毒、细菌，属于非特异性的免疫。后天性免疫是人体在生病后才获得的，是获得性免疫，属于特异性免疫。这种免疫力的获得只有当人体的免疫系统和病菌交战过后，体内的免疫系统被激活了，下一次病菌再来侵犯时，免疫系统才会拉响警报，积极抵抗。免疫系统越有"战斗经验"，免疫力就越强。所以，父母不要期望你的宝宝不得病，实际上，宝宝每次生病，体内的免疫系统都会与病菌激烈厮杀，宝宝的免疫力就会上一个台阶。

经常生病就是免疫力差吗

有些宝宝经常感冒、发热，并不是因为身体没有免疫力或抵抗力差，而是因为宝宝接触病原体的机会比其他的宝宝多。例如，当宝宝处于充满了病原体的空气中和拥挤的人群里，由于吸入的感冒病毒种类过多，就有可能患病；或者父母回到家，还没洗手就抱宝宝，很容易把身上的病菌传染给宝宝。真正免疫力低下的宝宝，是指那些三天两头反复发生一些化脓性感染的宝宝，如常患中耳炎、肺炎、皮肤化脓、严重气管炎、发育不良等。这样的孩子必须接受正规治疗。而正常条件下，6 岁以下的孩子平均每年会感冒6~8 次，这并非免疫力低下的表现。

脾胃是气血生化之源，是后天之本，是孩子成长的关键脏腑。脾胃受损有可能导致厌食、积食、易感冒等，要想孩子茁壮成长，父母就要了解脾胃的特点，知道孩子的脾胃是否健康，从而帮助孩子养好脾胃，增强免疫力。

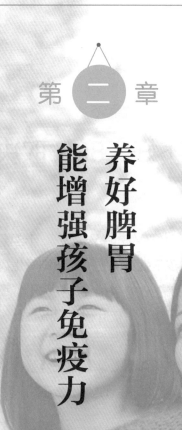

第 二 章

养好脾胃
能增强孩子免疫力

孩子身体好不好，80%取决于脾胃

　　每个家长都希望自己的孩子又聪明又健康，但这要取决于孩子的后天之本——脾胃。脾胃好了，孩子就身体壮；反之则爱生病，不是虚胖就是瘦瘦小小的。中医说"脾主肌肉"，如果把脾比作树干，那肌肉就是枝叶。树干粗壮，枝叶自然茂盛；树干瘦小，枝叶自然稀疏枯黄。临床和生活中有好多这样的例子，出生的时候同是七斤左右的孩子，父母的身体同样都不错，但随着孩子一天天长大，有的长得干瘦，有的长得强壮，这是为什么呢？其实，遗传因素只占20%，另外的80%就取决于孩子后天的脾胃。脾胃发育的好坏，又取决于怎么喂养。

后天之本的脾胃有哪些功能

脾主运化

　　运化水谷指输送营养物质的功能，如果脾功能下降，就会出现食欲不振、腹胀、倦怠等气血生化不足的症状。运化水液指脾对水液的吸收、传输和布散作用。如果运化水液的功能失调，就会导致痰饮滞留内脏或经络，引起身体功能失调，如停留于肺就会出现咳嗽、胸闷、哮喘等。

脾主升清

脾将水谷精微上输于心肺，通过心肺的作业化生气血，以营养全身，维持机体内脏的正常位置。

脾主统血

脾统摄、控制血液，使之正常循环于脉内。如脾气虚弱，失去统血的功能，就会导致出血症，如便血、皮下出血、鼻出血等。

脾主肌肉四肢

肌肉是否发达、四肢是否灵活都有赖于脾。

脾开窍于口，其华在唇

饮食口味及食欲与脾的运化功能有密切关系，如口甜、口腻等都是脾运化功能失调的症状。口唇的色泽也与脾的功能有密切关系。

胃主受纳腐熟水谷

胃的受纳、腐熟水谷功能必须与脾的运化功能相配合。如胃的功能发生障碍，就会出现食欲不振、食少、消化不良、胃肠胀气等。

胃主通降，以通降为和

如果胃失通降，就会影响食欲，出现口臭、腹胀疼痛等；胃气上逆则出现打嗝、吞酸、恶心、呕吐等。

解读孩子的 5 个年龄分期及脾胃特点

新生儿期

自胎儿娩出，脐带结扎开始至出生后28天内为新生儿期，此期实际包含在婴儿期之内。

特点：

- 新生儿期是人类独立生活的开始阶段。

- 新生儿身体发育尚未成熟，适应外界环境的能力较差。

- 发病率及死亡率高，尤以早期新生儿（出生后的第一周）最高。应加强护理，注意保暖，细心喂养，预防各种感染。

婴儿期

婴儿期又称乳儿期，出生后至满1周岁之前，包括新生儿期在内。

特点：

- 婴儿期是小儿生长发育最迅速的时期，身长在一年中增长50%，体重增加 2 倍。

- 对营养素和能量的需要量相对较高与消化吸收功能不完善之间存在矛盾，以消化紊乱和营养紊乱性疾病多见。应提倡母乳喂养，指导合理喂养方法。

- 免疫功能变化大，婴儿 5～6 个月后经胎盘从母体获得的 IgG（免疫球蛋白 G）逐渐消失，自身的免疫功能尚未发育成熟，感染性疾病（包括传染病）多见。应按时进行预防接种，积极预防各种感染性疾病。

幼儿期

1周岁后到满3周岁之前称为幼儿期。

特点：

- 身体生长速度稍减慢。

- 智力发育较快，语言、思维能力及自我意识发展迅速。

- 开始行走，活动范围增大。好奇心强，自我保护能力差。

- 由乳类向成人饮食过渡。

- 意外事故较多见，营养性疾病和腹泻亦较多见，故应防止意外创伤和中毒，加强断奶后的营养和喂养指导，重视传染病的预防工作，还应进行生活和卫生习惯的培养及训练。

学龄前期

3周岁后到6~7周岁入小学前称为学龄前期。

特点：

- 身体生长较为缓慢，但稳步增长。

- 智力发育增快，是性格形成的关键时期。

- 可塑性较大，应注意早期教育，培养良好的道德品质和生活习惯。

- 意外事故较多见，其他疾病减少。

学龄期

学龄期又称为小学学龄期，从入小学起（6～7岁）到进入青春期前（女性12岁，男性13岁）。

特点：

- 身体稳步增长，但相对较慢。
- 除生殖器官外，各器官外形于本期末已接近成人。
- 智力发育更加成熟，是学习的重要时期。
- 发病率相对较低，但免疫性疾病、近视、龋齿等开始显现，心理、行为问题也开始增多。

青春期

青春期又称为少年期、中学学龄期，是从第二性征出现到生殖系统功能基本发育成熟、身高停止增长的时期。女孩一般从11～12岁开始到17～18岁，男孩从13～14岁开始到19～20岁。

特点：

- 第二个生长高峰，身高增长显著。
- 第二性征和生殖系统迅速发育并逐渐成熟，性别差异明显。
- 至本期末，各系统发育成熟，身体生长停止。
- 青春期发育存在明显的个体差异和种族差异，可相差2～4年。

掌握孩子的身体生长规律

身高

身高受种族、遗传、营养、内分泌、运动和疾病等因素影响，短期的病症和营养状况对身高的影响并不显著，但是与长期营养状况关系密切。身高的增长规律与体重相似，年龄越小增长越快，出生时身高（长）平均为50厘米，出生后第一年身长增长约为25厘米，第二年身长增长速度减慢，平均每年增长10厘米左右，即2岁时身长约85厘米。2岁以后身高平均每年增长5～7厘米，2～12岁身高的估算公式为：年龄×7+70厘米。

体重

体重是衡量体格生长的重要指标，也是反映小儿营养状况最易获得的指标。小儿体重的增加不是等速的，年龄越小，增加速度越快。出生最初的6个月呈现第一个生长高峰，尤其是前3个月；后半年起逐渐减慢，此后稳步增加。出生后前3个月体重每月增加700～800克，4～6个月每月增加500～600克，故前半年每月增加600～800克，后半年每月增加300～400克。出生后第二年全年增加2.5千克左右，2岁至青春期前每年体重稳步增加约2千克。为方便临床应用，可按公式粗略估计体重：

- 出生时平均体重 WT：3 千克
- 3～12个月：WT=（月龄 +9）/2
- 1～6岁：WT= 年龄 ×2+8
- 7～12岁：WT=（年龄 ×7-5）/2

头围

头围的大小与脑的发育密切相关。神经系统，特别是人脑的发育在出生后的两年内最快，5岁时脑的大小和重量已经接近成人水平。头围也有相应的改变，出生时头围相对较大，约为34厘米，1岁以内增长较快，6个月时头围为44厘米，1岁时头围为46厘米，2岁时为48厘米，到5岁时为50厘米，15岁时为53~58厘米，与成人相近。

胸围

胸围大小与肺和胸廓的发育有关。出生时胸围平均为32厘米，比头围小1~2厘米，1岁左右胸围等于头围，1岁以后胸围应逐渐超过头围，头围和胸围的增长曲线形成交叉。头围、胸围增长线的交叉时间与儿童的营养和胸廓发育有关，发育较差者的头围、胸围交叉时间会延后。

前囟

前囟为额骨和顶骨形成的菱形间隙，其对边中点长度在出生时为1.5~2.0厘米，后随颅骨发育而增加，6个月后逐渐骨化而变小，多数在1.0~1.5岁时闭合。前囟早闭常见于头小畸形，晚闭多见于佝偻病、脑积水或克汀病。前囟是一个小窗口，能直接反映许多疾病的早期体征：前囟饱满常见于各种原因的颅内压增高，是婴儿脑膜炎的体征之一；前囟凹陷多见于脱水。

牙齿

新生儿一般无牙，通常出生后5~10个月开始出乳牙。出牙顺序是先下颌后上颌，自前向后依次萌出，唯尖牙例外。乳牙20个于2.0~2.5岁出齐。出牙时间推迟或出牙顺序混乱，常见于佝偻病、呆小病、营养不良等。6岁后乳牙开始脱落，换出恒牙，直至12岁左右长出第二磨牙。婴幼儿乳牙个数可用以下公式推算：乳牙数=月龄-4（或6）。

脊柱

新生儿的脊柱仅轻微后凸，当3个月抬头时，出现颈椎前凸，细微脊柱的第一弯曲；6个月后能坐，出现第二弯曲，即胸部的脊柱后凸；到1岁时开始行走后出现第三弯曲，即腰部的脊柱能前凸；至6~7岁时，被韧带所固定形成生理弯曲，对保持身体平衡有利。坐、立、行姿不正及骨骼病变均可引起脊柱发育异常或造成畸形。

骨化中心

骨化中心反映长骨的成熟程度，用X线检查测定不同年龄儿童长骨干骺端骨化中心的出现时间、数目、形态的变化，并将其标准化，即为骨龄。

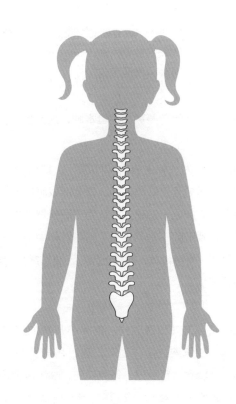

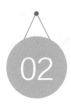

孩子脾虚的常见症状

脾虚类型	常见症状
脾虚气滞	胃口不好，腹胀，排便困难
脾虚夹湿、夹风	脸色白，或脸色萎黄，眼睑水肿，大便稀烂，常患皮炎、湿疹
中气下陷	中医学认为"脾主肌肉和四肢"，如果脾失健运，清阳不升，营养物质缺乏，肌肉失养，就会形成肌肉痿软、四肢倦怠无力。金元四大家之一的李东垣认为"眼睑属脾胃，司眼的开合，脾气虚弱以致眼睑下垂不举"，主张以补中益气汤治疗。中气下陷常见表现：脸色青黄，神疲乏力，大便后常会出现脱肛，睡觉露睛，眼睑下垂
形体消瘦	宋代著名的儿科医家钱乙的《小儿药证直诀》中提到"疳皆脾胃病，亡津液之所作也"，意思是孩子的疳证主要是长期的喂养不当导致脾胃受损、气液耗伤，临床以形体消瘦、面黄发枯、精神萎靡或烦躁、饮食异常、大便不调为特征

中阳不足	中医中有"中阳不足，变现百病"的说法，中阳不足是指中焦脾胃阳气不足，失于温煦，阴寒内生，以致出现一系列的虚寒证候。因此，日常调理重在改善胃肠功能。中阳不足常见表现：手脚冰冷，孩子经常肚子痛，腹喜温喜按，大便稀溏，反复腹泻
气不摄血	脾胃阳气不足时除了会导致中阳不足的情况，还可能会引发气不摄血。具体而言，当阳气统摄功能不足时，会造成小孩机体内血液代谢的紊乱，血液不循常道运转，出现在皮肤表面，如多种身体出血现象，即中医里的"血不归经"。气不摄血常见表现：鼻出血，咳血，大便出血，小便出血，皮下出血（紫癜） 其实出血的情况在中医里可分为两大类：第一类是血热旺行，俗称的上火；第二类就是气不摄血，治疗关键在补脾益气。而生活中大多数的出血情况属于第二类
脾胃不和	《明医指掌》曰："脾不和，则食不化；胃不和，则不思食。脾胃不和则不思而且不化。"脾胃不和是因为脾气虚弱影响到其他脏腑的表现之一，是脾病影响到胃，中焦脾土受到困阻，身体气机不畅。脾胃不和常见表现：嗳气，吞酸，恶心呕吐，消谷善饥，胃强脾弱，口腔溃疡
肝木过亢	在五行学说中，肝属木，脾胃属土。凡肝气过亢，疏泄太过，就会影响脾胃，以致消化机能紊乱。肝木过亢常见表现：注意力不集中，抽动多动，惊厥，癫痫，性早熟
脾虚伤肺	中医认为"脾土生肺金"，这里的土也指消化系统，金则是呼吸系统，换言之，消化系统是呼吸系统的"父母"。五行相生关系在异常情况下，会出现母子相及，其中就包括母病及子。临床上，孩子脾气虚时咳嗽、肺炎等呼吸系统的疾病就会发生。脾虚伤肺常见表现：感冒，咳嗽，肺炎，哮喘，反复呼吸道感染

孩子脾虚的家庭自测法

如何提前感知孩子的病情？关键是家长平时要细心，要多观察孩子。中医讲："病在内，必形于外。"孩子虽然不会说自己哪里不舒服，但他的好多病都"写"在脸上。通过观察孩子脸上五官的颜色，就能辨别孩子到底是哪里生病了，还能分清楚这病是虚是实。

脾胃虚弱家庭自测法

情况描述	是	否
1. 是否面色萎黄？	（　）	（　）
2. 是否口唇苍白？	（　）	（　）
3. 是否经常不想吃饭？	（　）	（　）
4. 是否四肢无力？	（　）	（　）
5. 是否大便稀溏不成形？	（　）	（　）
6. 是否口舌黏腻？	（　）	（　）
7. 是否便意频繁？	（　）	（　）
8. 是否经常大便中含有不消化食物？	（　）	（　）

9. 是否常腹痛，喜欢温敷或用手揉按？	（　）	（　）
10. 是否暴饮暴食？	（　）	（　）
11. 是否经常牙龈出血？	（　）	（　）
12. 是否贪食冷饮或喜欢吃冰箱里刚拿出来的食物？	（　）	（　）
13. 是否舌体胖大？	（　）	（　）
14. 是否舌苔白？	（　）	（　）
15. 是否舌边有齿痕？	（　）	（　）
16. 是否气不衔接，或上气不接下气？	（　）	（　）
17. 是否食后胃脘堵闷？	（　）	（　）

测试选项和得分：是（1分），否（-1分），不确定或没有（0分）。

5分及5分以下：孩子没有脾虚！希望继续保持孩子健康的身体！

6至10分：处于过渡期，比较接近脾胃虚弱。建议多看看关于脾胃的健康讲座，丰富相应知识并在日常生活中加以注意，离脾胃虚弱越来越远！

11分以上：脾虚的症状孩子基本都符合，建议采用各种方案进行调理。如有必要，请咨询专业医生。

对于一些经验丰富的家长而言，日常生活中留心观察孩子大便颜色、形态，他们很快能对孩子的脾胃状态作出准确的判断，并采取相应的应对办法。

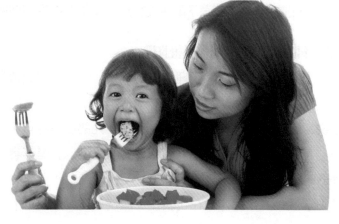

辨清孩子体质以养护脾胃

有些家长认为给孩子喂食就是将自己平常烹调的食物再弄细碎一点，但孩子不是成人的缩影，成人能吃的、能用的东西未必适合孩子，如果不深入了解孩子的生理病理特点、生长发育特点，就很容易出现脾胃问题，严重时甚至会威胁孩子的生命。

"儿为纯阳"还是"儿为虚寒"

清楚认识孩子的生理特点对于在孩子成长过程中应该采用哪些喂养措施有着重要的指导作用，孩子不是成人的缩影，他们的五脏六腑"成而未全，全而未壮"，家长在照护中切勿违背孩子的生理特点，以免影响孩子的健康成长。

什么是"纯阳之体""稚阴稚阳"

古代有两个关于小儿生理、病理特点的学说——"纯阳之体"与"稚阴稚阳"。

纯阳学说：唐末宋初《颅囟经》中首次把小儿的生理特点用"纯阳"来描述，指出"凡小儿三岁以下，呼为纯阳，元气未散"，是形容小儿"生机蓬勃，发育迅速"的特点。

稚阴稚阳学说：清代吴鞠通在代表作《温病条辨·解儿难》中概括出小

儿的体质特点为"稚阳未充，稚阴未长者也"。它所陈述的是小儿另一个生理特点——"脏腑娇嫩，形气未充"。

用孩子阳气很盛来解读"纯阳学说"是不正确的。中医认为，少儿体禀少阳，孩子的阳气是稚嫩的阳气，这与成人的阳气是有区别的，成人的阳气是壮阳，即成熟的阳气。我们可以将孩子看作是竹笋初生的状态，脆嫩、鲜美、香甜，但是只有给予合理的生长发育空间，经历风雨的洗礼与四季的变换，竹笋才能长成参天的竹子。

"纯阳之体"与"稚阴稚阳"之间的关系

"稚阴稚阳"学说表述了小儿机体柔弱，阴阳二气均较幼稚，形体和功能未臻完善的一面，而"纯阳"之说恰指生机蓬勃、发育迅速。由于稚阴稚阳，才需要迅速生长；由于生长旺盛，又使小儿形与气、阴与阳均显得相对不足，二者共同构成了小儿生理特点的两个方面。在理论上，"稚阴稚阳"学说是"纯阳"学说的发展，它们都在阴阳学说范畴内，从不同的角度反映小儿生理特点，同时也为阐明小儿病理特点、指导临床治疗提供了重要的理论依据。

关于小儿"虚寒体质"的认识

本书在纯阳学说和稚阴稚阳的基础上，提出"儿为虚寒"的观点，认为小儿无形之物——功能，如中医所说的肺气、脾气等（即"气"——"阳"）易受外界因素的影响而波动，而有形之物——如骨骼等（即"形"——"阴"）则相对稳定，但无论阴和阳都是稚嫩的，处于萌芽的阶段，故小儿多为虚寒体质，而且年龄越小，虚寒越明显。

所谓"虚寒"，就是指小儿体质之"寒"是由于出生以后"阳气不足"——功能未成熟而导致的，必须随年龄的逐渐增长而不断充盛和完善，是假的"寒"，所以在生活中应注意适时温阳益气，慎用寒凉清热、攻伐太猛之药或饮食。对儿童"虚寒"的理解，可以比喻为蜡烛初燃时，其火势不猛且极不稳定，易受外界因素的影响而波动，其波动常常表现为不足的波动。所以，小儿不能过度营养、过用凉茶、过多使用抗炎药、过度穿着等，这些行为均会损耗阳气，表现为更加"虚寒"，严重影响小儿的生长发育和抗病能力。

"儿为虚寒"：最常见、最根本是气虚质

在临床中，孩子呈现平和质的情况是罕见的，绝大部分孩子刚出生时就是气虚质，而且重点体现在脾气虚上。后来随着饮食习惯的改变，气虚的程度就不一样了，使得在气虚质上兼夹着其他的特点，就慢慢形成了阳虚质、痰湿质、湿热质等不同的体质。

中医儿科鼻祖钱乙提出的小儿"五脏六腑成而未全，全而未壮，脏腑柔弱，易虚易实，易寒易热"的理论，也强调了孩子脏腑功能的不成熟，因此孩子的体质特别容易受到外界因素的影响，包括天气气候、生活环境、饮食起居、疾病用药等。

体质不同导致所患疾病也有了差异。家长要熟悉不同体质的不同病症的临床表现，如果饮食、生活等调护得当，孩子本身体质虚弱的情况就能够得到改善。

一开始进行体质辨识可能存在一定难度，但是用心观察孩子的情绪、大便状态、睡眠情况等，并将这些情况告诉医生，对诊疗也是非常有帮助的。

儿童常见的六大体质

中医讲究体质分型，并且强调不同的体质的日常饮食、调理用药都是不一样的。比如孩子表现为气虚质、阳虚质时适合服用健脾养胃食疗方，孩子出现中气不足所致的脱肛时也可以使用健脾养胃的食疗方，但如果是夹湿夹风或痰湿质、湿热质等情况，此时使用健脾养胃的食疗方就不太合适了。如果此时家长不懂得辨识或对饮食没有做出及时的调整，孩子的身体只会越吃越差。

大多数的食疗方是在孩子消化好、没有生病的时候使用，以补益为主，能用温和的方式调理孩子本身虚弱的体质，以达到强身健体的目的。孩子一旦生病，就不能只通过食疗调理，而是要及时看医生，此时食疗只能作为药物以外的一种辅助手段，否则会加重孩子的肠胃负担。尤其是孩子出现气不摄血等病态情况时，就不能简单依靠食疗来调理、控制。想让孩子少生病，家长就要多观察、多学习，掌握实用的育儿技巧。

气虚质

孩子大多属于气虚质，而气虚的本质是虚寒。

气虚质常见症状表现：

- 整体肌肉不是很结实
- 脸色不好，青黄
- 气候变化易感冒
- 易积食、消化不良
- 容易出汗
- 偏食、挑食
- 大便先干后稀软
- 舌淡红，舌体偏肥胖
- 脉沉、弱
- 善太息，气不足
- 指纹淡红，至风关、气关
- 声音较低，微弱（包括哭声）

气虚质心理、精神特点：

- 精神较佳，但活动多则易疲劳，总是需要家长抱或者是行走一会儿就走不动了
- 适应能力较差：受气候、环境、饮食的影响大

气虚质常见病症：

- 反复呼吸道感染
- 反复喉咙发炎
- 易积滞、消化不良

阳虚质

儿科临床中遇到体质为阳虚的孩子并不多，该类型的孩子在适应饮食结构、气候、生活空间的变化时能力较差，而且阳虚质常见病症在治疗的过程中也较为棘手，因此家长更要细心呵护。

阳虚质常见症状表现：

- 体型为虚胖
- 面色㿠白、青白、无光泽
- 声音低弱（包括哭闹时）
- 易出汗
- 怕冷（被空调、风扇下吹到就觉得冷）
- 手脚在水中浸泡很短时间就呈现皱巴巴的状态
- 喜热饮、热食
- 大便稀软，往往含有很多没来得及消化的食物残渣
- 小便频繁
- 舌头颜色偏淡、形态较胖，有齿印
- 脉象沉、迟、弱
- 指纹淡红，推而不畅，气血虚滞
- 喜欢穿比较多的衣物

阳虚质心理、精神特点：

- 喜静不喜动
- 给人懒洋洋的感觉

阳虚质常见病症：

- 长期反复发作的腹痛
- 肠系膜淋巴结炎

- 浅表性胃炎

- 胃肠功能紊乱

- 遗尿（有部分孩子超过 5 岁还有遗尿现象）

- 复发性口腔炎

痰湿质

孩子表现出痰湿质，说明其阳气不足，日常生活中的适应能力较差，尤其是寒冷、梅雨季节等气候变化，同时在空调房中的自我适应能力也不是特别好，此时家长就要更加细心照护。

痰湿质常见症状表现：

- 整体虚胖，脂肪较厚，肌肉松软

- 脸色青黄，缺少血色

- 胸闷，有痰咳不出

- 气短懒言，一跑跳就容易累

- 易出汗、汗黏

- 喜食肥甘厚腻

- 口水黏腻

- 舌淡、胖，舌苔厚

- 脉滑、缓、无力

- 指纹沉滞、显于气关

- 大便稀溏，但臭味不明显

痰湿质心理、精神特点：

- 易疲倦困乏

- 好静懒动，少气懒言
- 对外界适应能力差

痰湿质常见病症：

- 顽固性咳嗽
- 顽痰
- 哮喘反复发作
- 鼻渊：鼻塞流涕
- 腺样体肥大
- 过敏性鼻炎
- 肚子痛

湿热质

湿热质由气虚质演变而来，因为气虚会影响孩子的抗病能力和肠胃的消化能力，长期积食困阻便使痰湿入里化热。在儿科临床中，体质为湿热的孩子也不少，他们所得的疾病较难治疗，用药较难把控，不能用过寒过温的药材，大补阴虚的更不行。

湿热质常见症状表现：

- 体型偏瘦
- 脸色多油光黏腻
- 口干口苦
- 多汗，且汗水中伴有色素，会将衣服染黄
- 内衣裤带有较大的味道

- 大便黏滞，量不多；有时候大便较干，颜色深，且含有一些未消化的食物残渣
- 小便黄、量少
- 舌质红，舌苔黄白相间、苔腻
- 脉滑、数
- 指纹紫滞

湿热质心理、精神特点：

- 兴奋好动
- 易暴躁
- 睡觉不安稳
- 怕闷热、空气不流通、暑夹湿

湿热质常见病症：

- 顽固性湿疹
- 顽固性荨麻疹
- 新生儿黄疸
- 急性咽喉炎
- 急性扁桃体炎
- 喉痹
- 尿路感染
- 外生殖器炎症
- 类风湿性关节炎
- 风湿热

阴虚质

临床诊疗中体质为阴虚的孩子并不多，是由气虚质演变而来，是气阴两虚的情况。该类型的孩子对睡眠环境、衣服穿着要求较高，日常照护难度较大，临床用药难度也大。

阴虚质常见症状表现：

- 体型偏瘦
- 睡眠不好且易盗汗
- 手足心热
- 咽干口燥
- 喜冷饮
- 能吃不长肉，瘦瘦黄黄
- 舌红、少津、少苔
- 地图舌
- 脉细数：脉细而快
- 指纹淡紫，显于风关到气关

阴虚质心理、精神特点：

- 神疲、躁动
- 性格安静，但易烦躁、不安稳
- 不耐受燥热湿浊的环境

阴虚质常见病症：

- 易积食
- 大便干、颜色深
- 夜寐不宁
- 易出现牙龈红肿

气郁质

气郁质也由气虚质演变而来，先天肾气不足与后天的脾胃运化失常都会导致肝木亢盛、肝气郁滞。该体质的孩子对精神刺激的适应能力差，对声音嘈杂与空气不流通等情况较为敏感，如果不及时调理，长大后容易受抑郁症的困扰。

气郁质常见症状表现：

- 体型瘦者偏多
- 舌质淡红
- 苔薄白
- 脉弦细

气郁质心理、精神特点：

- 内向
- 易发脾气
- 对天气变化、空气不流通的适应能力差
- 性格沉闷
- 敏感、多虑
- 神情抑郁、精神不集中
- 情感脆弱，易哭闹、发脾气

气郁质常见病症：

- 癫痫
- 多动症
- 抽动症
- 自闭症

脾胃负责把食物中的营养加工并输送到全身各处，可以说，脾胃是人体中主管营养的"官员"，为孩子的成长提供源源不断的能量。本章从饮食结构、营养成分、饮食习惯、养脾胃食材等方面，提供能帮助孩子养好脾胃的具体方法。

第三章

科学饮食养护脾胃，让孩子身体棒、不生病

科学的饮食结构

合理安排一日三餐

根据《中国居民膳食指南（2022）》的建议：2~5岁的学龄前儿童每天应安排早、中、晚三次正餐，在此基础上还应至少有两次加餐，一般分别安排在上、下午各一次。

晚餐时间比较早时，可以在睡前2小时安排一次加餐。加餐以奶类、水果为主，配以少量松软面点。晚间加餐不宜安排甜食，以预防龋齿。

2~5岁儿童膳食应注意：两次正餐之间应该间隔4~5小时，加餐与正餐之间应间隔1.5~2.0小时；加餐分量应该少一点，以免影响正餐的进食量；另外，家长也需要根据季节和饮食习惯更换和搭配食谱。

这个年龄段的孩子注意力不易集中，容易受到环境的影响，比如吃饭的时候看电视、玩玩具等都容易降低孩子对饭菜的关注

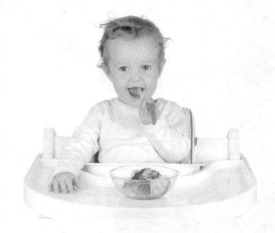

度，进而影响孩子的进食量和营养的摄入。因此，家长应该尽量做到：

- 尽可能给孩子提供固定的就餐座位，定时定量进餐；
- 避免家长追着喂，孩子边吃边玩、边吃边看电视等行为；
- 吃饭细嚼慢咽，但不拖延，最好在 30 分钟内吃完；
- 让孩子自己使用筷子、勺子等吃饭，养成自主进食的习惯，这样既能增加孩子的吃饭兴趣，又能培养孩子的自信心和独立能力。

主食以谷类为主，粗细搭配

谷类食物是人体能量的主要来源，也是我国传统膳食的主体，可为儿童提供糖类、蛋白质、膳食纤维和B族维生素等。学龄前儿童的膳食也应该以谷类食物为主体，并适当注意粗细粮的合理搭配。

儿童的饮食需讲究粗细搭配，因为粗粮可以提供细粮所不具备的营养成分，如赖氨酸和蛋氨酸，其在粗粮中的含量远远高于细粮。赖氨酸是帮助蛋白质被人体充分吸收和利用的关键物质，补充足够的赖氨酸才能提高蛋白质的吸收和利用，达到营养均衡、促进生长发育的目的。

杂粮各有长处，如小米中的铁和B族维生素的含量较高。因此，儿童饮食应粗细搭配，获取更全面的营养。一般情况下，一天宜吃一顿粗粮、两顿细粮。若将粗细粮搭配食用，如做成八宝粥、二米饭、豆沙包等，可使食物中的蛋白质成分互相补充，从而提高食物的营养价值，对儿童的成长发育非常有帮助。

适量吃鱼、禽、蛋、瘦肉

鱼、禽、蛋、瘦肉等动物性食物是优质蛋白质、脂溶性维生素和矿物质的良好来源。动物蛋白的氨基酸组成更适合人体所需，且赖氨酸含量较高，有利于补充植物蛋白中赖氨酸的不足。肉类中铁的利用率较高，鱼类特别是海鱼所含的不饱和脂肪酸有利于儿童神经系统的发育。动物肝脏含维生素A极为丰富，还富含维生素B_2、叶酸等。鱼、禽、兔肉等含蛋白质较高、饱和脂肪较低，儿童可经常吃这类食物。

新鲜蔬菜、水果不能少

儿童由于身体发育，对维生素的需求比较大，而大部分维生素不能在体内合成或合成量不足，必须依靠食物来提供。此时，家长们应鼓励学龄前儿童适当多吃蔬菜和水果。蔬菜和水果所含的营养成分并不完全相同，不能相互替代。在准备儿童膳食时，应注意将蔬菜切小、切细，以利于儿童咀嚼和吞咽，同时还要注意蔬菜水果品种、颜色和口味的变化，引起儿童多吃蔬菜水果的兴趣。

过节时的饮食注意事项

饮食尽量保持规律

逢年过节免不了各种奔波和应酬，父母的生活规律难免会受到影响，出现熬夜、起床晚的情况，宝宝的生活规律也会随之被改变，吃饭也难免受到影响，变得不规律起来。如果宝宝饮食不规律，会出现暴饮暴食、积食、肠胃不适的情况。

为了避免这种情况，最好要维持宝宝正常的饮食规律。外出聚餐时，家长可用餐盒随身携带宝宝吃的饭食，或用其他食物灵活调整宝宝正常的进食时间。

注意细嚼慢咽

如果在过节期间采用狼吞虎咽的吃饭方式，容易导致体内食物堆积，肠胃超负荷，肠道蠕动速度减缓。长此以往，容易因消化不良而导致各种肠道疾病的发生。细嚼慢咽有助于让食物更好地被消化和吸收，而不至于停留在肠道中造成堵塞。

注意荤素搭配

节日里餐桌上少不了的就是大鱼大肉，宝宝自然也就比平时多吃了一些肉类，吃多了难免会上火，也不易消化。家长还是要注意餐桌上的荤素搭配，多给宝宝吃些促消化、祛火润燥的食物，如海带、莴苣、芹菜、香菇、胡萝卜、白萝卜等。

－海带－　　　　　　　－芹菜－　　　　　　　　　　　－香菇－

零食要适量

过节期间，无论是走亲访友还是招待客人，零食都是必不可少的，随处可见的零食饱了宝宝的口福。现在市面上琳琅满目的零食，大多都是高糖、高盐，含有膨化剂、各种色素、各种添加剂等，宝宝吃多了对健康实在无益。

所以家长在选择零食的时候一定要把好关，最好有选择地购买一些健康的零食，比如奶酪、坚果、酸奶等。家中的零食也不要随意摆在宝宝能拿到的地方，以防宝宝没有节制地吃。如果要吃零食，最好是选择在两餐之间，且不可太多，以免影响正餐的进食。

饮食安全需注意

节日里宝贝吃各种豆状零食的机会也增多了，有时大人一时疏忽，宝宝就可能出现危险，尤其是在跑动、跳跃、嬉笑时，很容易使豆状零食呛入气管里，出现呛咳、憋气、面色青紫等症状，威胁生命安全。家长尽量不要给宝宝吃果冻、果仁、花生、糖豆、话梅、枣等豆状和带有核的零食，以防滑入气管中。进食时应保持安静，避免逗引正在进食的宝宝。

节日饮料要适当

过节的餐桌上自然少不了酒水。成人饮酒，孩子自然少不了要喝饮料。大多数宝宝都喜欢碳酸饮料，但碳酸饮料是最不健康的饮料。如可乐、雪碧等都含有二氧化碳气体，饮用过多会使宝宝胃胀、胃痛，影响胃肠道的消化能力。果汁类饮料里含有大量的糖分，过多饮用也会影响宝宝的食欲。

在家中聚餐时，最好是用新鲜的水果榨果汁当饮料喝，这样既让宝宝解了馋，又补充了维生素。外出聚餐时如果非喝饮料，一定要适可而止，不可暴饮，以免引起宝宝肠胃不适。

少吃油炸、烧烤的食物

大部分食物经过高温烧烤、油炸，都会改变原有的营养成分；而急速加热食物会使食物中的蛋白质变性，吃多了反而不利于营养的吸收。

合理烹调，让孩子拥有好胃口

蔬菜洗后再切

蔬菜先洗后切与切后再洗，其营养价值的差别很大。蔬菜先切后洗，与空气的接触面加大，营养素容易氧化，水溶性维生素也会流失。有研究表明，新鲜的绿叶蔬菜先洗后切仅会损失1%的维生素C；而切后浸泡10分钟，维生素C会损失16.0%~18.5%。因此，切后浸泡时间越长，维生素损失越多。

炒菜方法很讲究

炒菜时要急火快炒，避免长时间炖煮，而且要盖好锅盖，防止溶于水的维生素随蒸汽跑掉。炒菜时应尽量少加水。炖菜时适当加点醋，既可调味，又可保护维生素C少受损失。做肉菜时适当加一点淀粉，既可减少营养素的流失，又可改善口感。

蔬菜加热时间不要长

烹调方式的选择也会影响食物的营养。多叶蔬菜在加热过程中会损失20%～70%的营养物质，食物蒸煮过度会使维生素遭到破坏，维生素C、B族维生素、氨基酸等极有营养的成分有一个共同的弱点，就是"怕热"，在

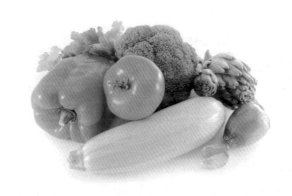

80℃以上就会损失掉。而煎炸食物会破坏食品中的这些维生素，还会产生有毒物质丙烯酰胺。

孩子喝水注意事项

新生儿不能喂过甜的水。

最好的饮料是白开水。偶尔尝尝饮料之类的，也最好用白开水冲淡再喝。

饭前不要给孩子喂水。饭前喝水可使胃液稀释，不利于食物消化。

睡前不要给孩子喂水。即使不遗尿，也影响睡眠。

尽量不要给孩子喝冰水。冰水易引起胃黏膜血管收缩，不但影响消化，甚至有可能引起肠痉挛。

正确选择零食

幼儿和学龄前儿童的胃容量小，肝脏中糖原储存量少，又活泼好动，容易饥饿。应通过适当增加餐次来适应他们的消化功能特点，以一日"三餐两点"制为宜。各餐营养素和能量合理分配，早中晚正餐之间加适量的加餐食物，既保证了营养需要，又不增加胃肠道负担。通常情况下，三餐在能量分配中，早餐提供的能量约占一日中的30%（包括上午10点的加餐），午餐提供的能量约占40%（含下午3点的加餐），晚餐提供的能量约占30%（含晚上8点的少量水果、牛奶等）。

零食是幼儿和学龄前儿童饮食中的重要内容，应科学对待、合理选择。零食是指正餐以外所进食的食物和饮料。对幼儿和学龄前儿童来讲，零食是指一日三餐之外添加的食物，用以补充不足的能量和营养素。幼儿和学龄前儿童新陈代谢旺盛，活动量多，所以营养素需要量相对比成人多。水分需要量也大，建议幼儿和学龄前儿童每日饮水量为1000～1500毫升。其饮料应以白开水为主。目前市场上许多含糖饮料和碳酸饮料含有葡萄糖、碳酸、磷酸等物质，过多地饮用这些饮料，不仅会影响孩子的食欲，使儿童容易发生龋齿，而且还会造成摄入过多能量，不利于身体健康。零食品种、进食量以及进食时间是需要特别考虑的问题。在零食选择时，建议多选用营养丰富的食品，如乳制品（液态奶、酸奶）、鲜鱼虾肉制品（尤其是海产品）、鸡蛋、豆腐或豆浆、各种新鲜蔬菜水果及坚果类食品等，少选用油炸食品、糖果、甜点等。

孩子的饮食要清淡少盐

在儿童膳食中，钠盐摄入量逐渐增加，其中既有家庭一日三餐盐摄入超量，也有零食中含钠盐增多。无论是健康儿童还是病儿，都不宜摄入过多盐，饮食应该以清淡为主。

太咸引发呼吸道感染

据统计，患上高血压的儿童越来越多，而这些儿童在婴儿时期绝大多数经常吃过咸的食物。过咸食物导致血压增高，引起水肿。另外，小儿吃盐过多还可导致上呼吸道感染。

首先，高盐饮食使得口腔唾液分泌减少，更利于各种细菌和病毒在上呼吸道的繁殖；其次，高盐饮食后由于盐的渗透作用，可杀死上呼吸道的正常寄生菌群，造成菌群失调，导致发病；最后，高盐饮食可能抑制黏膜上皮细胞的繁殖，使其丧失抗病能力。这些因素都会使上呼吸道黏膜抵抗疾病侵袭的作用减弱，加上孩子的免疫力本身就比成人低，又容易受凉，各种细菌、病毒乘虚而入，导致感染上呼吸道疾病。

吃盐太多影响锌吸收

儿童的口味是随家长的，若父母饮食习惯偏咸，孩子也会爱吃咸的食物。吃得过咸，会直接影响儿童体内对锌的吸收，导致孩子缺锌。但是许多家长有喜欢吃梅干菜、咸鱼和腊肉等习惯，这些食物含钠量普遍高，孩子应该尽量避免。除此之外，豆瓣酱、辣酱、榨菜、酸泡菜、酱黄瓜、黄酱（大酱）、腐乳、咸鸭蛋、罐头、腊肠、猪肉松、油条和方便面等也应该尽量避免食用。

喝果汁要适度

虽然纯果汁中含有丰富的维生素C，一直被认为是对健康有益的饮料，但儿童如果过度饮用，反而会造成营养不良。儿童果汁喝得过多，会使母乳或配方奶的摄入量减少。大多数果汁都不含蛋白质、脂肪、矿物质、纤维素等营养素，而是含有大量的糖类，因此不能为儿童提供均衡的营养。经常大量摄入果汁的儿童，还易发生腹泻、腹痛、腹胀、胃肠胀气等不适，对牙齿也有一定的侵蚀性。特别是非纯果汁中的甜味剂、人造香料及其他化学成分，会对儿童健康造成更大影响。

因此，6个月以下的婴儿不宜饮用果汁，6个月以上的儿童不宜用奶瓶或杯子饮用果汁，这样容易饮用过量；1~6岁的儿童每天果汁饮用量最好不要超过113~170克。当然，吃新鲜水果，肯定要比喝果汁好。

吃饭七分饱即可

儿童全身各个器官都处于稚嫩的阶段，它们的活动能力较为有限，消化系统更是如此。父母在给宝宝喂食时一定要把握好度，使宝宝能始终保持正常的食欲，以七分饱为最佳，这样既能保证生长发育所需的营养，又不会因吃得太饱而加重消化器官的工作负担。如果宝宝长期吃得过多，极易导致脑疲劳，影响大脑的发育，智力偏低。此外，吃得过饱还会造成肥胖症，从而严重影响骨骼生长，限制宝宝的身高发育。

食量与体力活动需平衡

进食量与体力活动是控制体重的两个主要因素。食物为人体提供能量，而体力活动/锻炼消耗能量。当进食量过大而活动量不足时，则合成生长所需蛋白质以外的多余能量就会在体内以脂肪的形式沉积而使体重过度增长，久之发生肥胖；相反，若食量不足，活动量又过大时，可能由于能量不足而引起消瘦，造成活动能力和注意力下降。所以，儿童需要保持食量与能量消耗之间的平衡。消瘦的儿童应适当增加食量和油脂的摄入，以维持正常生长发育的需要和适宜的体重增长；肥胖的儿童应控制总进食量和高油脂食物摄入量，适当增加活动（锻炼）强度及持续时间，在保证营养素充足供应的前提下，适当控制体重的过度增长。

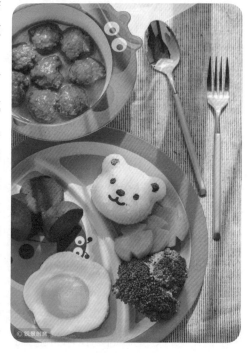

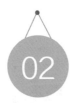

合理摄取三大营养成分

糖类、蛋白质和脂肪是儿童正常生理活动所必需的三大营养成分，同时也是人体的主要能量物质，人体生命活动所需要的能量大部分都是由这三者提供的。但是这三种营养成分并不是越多越好，对儿童来说，合理摄取、保持营养均衡才是正确的方式。

糖类

糖类是供给机体热量的营养素，也是体内一些重要物质的重要组成成分；还参与帮助脂肪完成氧化，防止蛋白质损失；神经组织只能依靠糖类供能，糖类对维持神经系统的功能有特殊作用。膳食中若糖类摄入不足，可导致热量摄入不足，体内蛋白质合成减少，机体生长发育迟缓，体重减轻；如果糖类摄入过多，导致热量摄入过多，则造成脂肪积聚过多而肥胖。许多食物富含糖类，而粮谷类、薯类、杂豆类（除大豆外的其他豆类）等，除含有大量淀粉外，还含有其他营养素，如蛋白质、无机盐、B族维生素及膳食纤维等。因此，在安排儿童膳食时，应注意选用谷类、薯类和杂豆类食品。这样，既能提供糖类，又能补充其他营养素。

蛋白质

蛋白质由多种氨基酸组成的，是构成细胞组织的主要成分，是儿童生长发育所必要的物质。儿童正处于生长发育的关键时期，蛋白质的供给特别重要。每天应供给足量的蛋白质，一般每天需25～35克。

对儿童来说，热量每日约需1600千卡，则蛋白质的供热量最好能达到每日200千卡。除了保证膳食中有足够的蛋白质以外，还应尽量使膳食蛋白质的必需氨基酸含量和比例适合儿童的需要，这就是说还要注意孩子饮食中蛋白质的质量。这就要求在膳食中，动物性蛋白质和大豆类蛋白质的量要占蛋白质总摄入量的1/2，可从鲜奶、鸡蛋、肉、鱼、大豆制品等食物中摄取。其余所需的1/2蛋白质可由谷类食物提供，如从粮食中获得。

脂类

脂肪是一种富含热量的营养素。它主要供给机体热能，帮助脂溶性维生素吸收，构成人体各脏器、组织的细胞膜。储存在体内的脂肪还能防止体热散失及保护内脏不受损害。体内脂肪由食物内脂肪供给或由摄入的糖类和蛋白质转化而来。儿童正处在生长发育期，膳食中供给足量的脂肪，可缩小食物的体积，减轻胃肠负担。如果以蛋白质和糖类代替脂肪，都将过分增加胃肠负担，甚至导致消化功能紊乱。

若膳食中脂肪缺乏，儿童往往体重不增、食欲差、易感染、皮肤干燥，甚至出现脂溶性维生素缺乏病；但如果热能摄入过多，特别是饱和脂肪酸摄入过多，体内脂肪储存增加，就会造成肥胖，日后患动脉粥样硬化、冠心病、糖尿病等疾病的风险就会增加。

脂肪来源有动物油和植物油。植物油必需脂肪酸含量高，熔点低，常温下不凝固，容易消化吸收；动物油则以饱和脂肪酸为主，含胆固醇较高。儿童每日膳食中，脂肪推荐的摄入量应占总热量的30%～35%。这一数量的脂肪不仅能提供所需的必需脂肪酸，而且有利于脂溶性维生素的吸收。

调理脾胃的15种关键营养素

摄取适量的营养素对于脾胃的养护至关重要。除了三大营养成分外，人体还必须摄取多种营养素，这样才能够保持人体的健康与活力。

膳食纤维

膳食纤维可以清洁消化道内壁，增强肠胃的消化功能，既有助于增强肠胃蠕动，又有助于排出有害物质，还能够预防便秘和大肠癌的发生。膳食纤维的主要食物来源包括谷类（如糙米、小米、高粱米）、水果（如木瓜、苹果、香蕉）、蔬菜（如莲藕、土豆、山药、芹菜、茼蒿、芥蓝）和豆类（如黄豆、黑豆）。需要注意的是，膳食纤维虽然对肠胃有益，但是摄取也要适量，若摄取过多不仅会胀气，并且会干扰人体对矿物质的吸收。

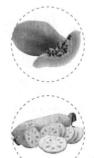

维生素 A

维生素A能够增强人体的免疫力，参与肠胃的正常代谢，还具有抗氧化、保护胃黏膜的功能，能够有效地预防和辅助治疗胃溃疡。维生素A的主要食物来源包括水果（如梨、苹果、枇杷、樱桃、香蕉、橙子）、蔬菜（如马齿苋、大白菜、荠菜、茄子、南瓜）和动物内脏（如猪肝、牛肝、羊肝）、肉类（如猪肉、鸡肉）等。

需要注意的是，由于维生素A是脂溶性维生素，烹制含有维生素A的食物时，可以适当油炒，或者加入牛奶混合打成果汁或蔬菜汁，都是不错的选择。

维生素 B₁

维生素B₁对肠胃的主要功效是维持肠胃功能以及消化能力，保持正常食欲。维生素B₁的主要食物来源为谷类（如米糠、全麦、燕麦、小米）、肉类（如瘦猪肉、瘦牛肉、鸭肉）、动物内脏（如猪肾、羊肝）、豆类及坚果类（如黄豆、花生、松子）。需要注意的是，维生素B₁怕高温，容易在烹煮过程中被破坏，所以在烹制富含维生素B₁的食物时最好控制火候，蔬菜类的食材可以凉拌或者榨汁食用。

维生素 B₂

维生素B₂对肠胃的主要功效是促进肠胃对食物的消化和吸收，改善消化不良和便秘等症状。维生素B₂的主要食物来源有动物性食物如猪肉、动物肝脏、鸡蛋，水产品中的鳝鱼、河蟹、鲑鱼，植物性食物中的菌藻类食物如蘑菇、香菇、海带、紫菜，绿色蔬菜如菠菜、小白菜、苋菜、紫菜、荠菜、空心菜，五谷杂粮、牛奶及乳制品、坚果等。需要注意的是，由于维生素B₂多余的部分不会蓄积在体内，所以需要每日补充。

维生素 B₃

维生素B₃能够维护消化系统的健康，缓解胃肠道障碍，减轻腹泻现象；还能抑制胆固醇和三酰甘油，降低血压，对预防肠胃病合并高脂血症有积极作用。维生素B₃的主要食物来源是肝脏、瘦肉、全麦食物、干果、梅子、酵母、小麦胚芽、鱼等。要注意，维生素B₃不宜过量摄入，否则容易出现荨麻疹、血尿酸过多或肠胃不适（心慌、恶心、呕吐等）的症状，甚至影响肝功能。

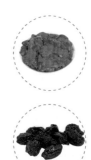

维生素 B₆

维生素B₆参与糖代谢、神经递质代谢和血红蛋白的合成，可提高机体的免疫力，稳定情绪。维生素B₆对肠胃的主要功效是制造胃酸，促进消化、吸收功能，并且增强肠胃的抗病能力。维生素B₆的主要食物来源有动物内脏（如猪肝、牛肝、牛肾、牛心）、肉类（如羊肉、牛肉、鸡肉）、谷物（如面包、米）、水果（如香蕉、樱桃、柚子、葡萄、橙子、菠萝）、坚果（如花生、核桃）、蔬菜（如土豆、南瓜、生菜、豌豆、菠菜）。由于维生素B₆在人体内只能停留8小时，所以应该每天分次补充。

维生素 C

维生素C能够加速肠胃蠕动，促进消化，能抗氧化，保护肠胃，增强肠胃的抗病能力，还能有效地预防胃癌、结肠癌等多种消化系统癌症。维生素C的主要食物来源有新鲜水果（如猕猴桃、柚子、柑橘、橙子、苹果、香蕉、草莓、山楂）和蔬菜（如芥蓝、菜花、红椒、黄椒、藕、菠菜）。

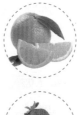

维生素 E

维生素E能够帮助消化，还能缓解肠胃压力，促进溃疡面的愈合，并且能够降低消化道溃疡的复发率。维生素E的主要食物来源是未精制过的植物油、小麦胚芽、鲜酵母、肉（如鸡肉、猪肉、虾）、奶（如牛奶、酸奶）、蛋（如鸡蛋、鹌鹑蛋）、绿色蔬菜（如龙须菜、包菜、花菜、生菜、菠菜）、坚果（如腰果、核桃、花生、杏仁）、水果（如苹果、香蕉、柚子、橘子、桃、梨）、豆类。

钙

钙对肠胃的主要功效是增进食欲、促进消化，加速肠胃蠕动，并防止多种消化道癌症。钙的主要食物来源有奶类（如奶酪、牛奶）、豆制品（如大豆、北豆腐、南豆腐）、海产品（如鱼粉、鱼松、虾皮、虾米、海带、紫菜）、瘦肉类（如猪肉、牛肉、羊肉）、蔬菜类（如大白菜、小白菜、油菜、黄豆芽、荠菜）等。需要注意的是，钙的摄入要适量，当钙的摄取量过多时，会影响镁的吸收。

镁

镁是构成骨骼的主要成分之一，能够调节神经细胞，参与体内细胞能量的转移与储存。镁对肠胃的主要功效是能够维护胃肠道的功能，并且有助于增强肠胃的消化功能和对营养物质的吸收。镁的主要食物来源有谷类（如小米、玉米、荞面）、豆类（如黄豆、黑豆）、蔬菜（如苋菜、荠菜、蘑菇）、水果（如杨桃、桂圆），另外还有虾米、花生、芝麻酱等。需要注意的是，食用过多动物蛋白，磷摄取过多会产生镁不足的现象。

铜

铜对肠胃的主要功效是能够保持血管弹性，减少脂质氧化，增强肠胃的抗病能力。铜广泛存在于各种食物中，主要食物来源是牡蛎等贝类食物及坚果（如花生、核桃、腰果），五谷（如小麦、玉米、燕麦、荞麦）、动物内脏（如猪肝、猪腰、鸡肝）、蔬菜（如大白菜、萝卜苗、豆类）、肉类（如猪、牛、羊瘦肉）、鱼类（如鲫鱼、鲤鱼、鲈鱼）等食物中含量次之。需要注意的是，铜的摄入要适量，如果铜摄取过量，会造成血管硬化。

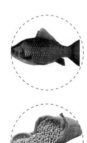

锌

锌能促进孩子生长发育，维持正常食欲，同时还能增强孩子的免疫力。缺锌会导致味觉下降，出现厌食、偏食甚至异食。所以，妈妈在给孩子添加辅食时要注意补锌，多给孩子吃一些蛋黄、瘦肉、鱼等含锌量高的食物。在我们日常食用的食物中，含锌较多的有牡蛎、蛏子、鱿鱼、瘦肉、西蓝花、口蘑、香菇、栗子、萝卜、海带、白菜、银耳、鸡蛋、黄豆、小米、核桃、花生、西瓜子、榛子、松子、腰果等。

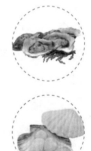

铁

孩子缺铁的原因有很多，即使是健康的足月孩子，到半岁左右的时候，体内原本的铁元素也基本上用完了，这时如果不及时补充，就会引起缺铁性贫血等问题。缺铁性贫血可能引起胃酸减少，肠黏膜萎缩，影响胃肠道正常消化吸收，引起营养缺乏及吸收不良综合征等，从而影响儿童正常的生长发育。当体内缺乏铁元素时，可使许多与杀菌有关的含铁酶以及铁依赖性酶的活力下降，还可直接影响淋巴细胞的发育与细胞免疫力。

从给孩子添加辅食开始，妈妈就可以给孩子多吃一些含铁量比较丰富的食物。富含铁元素的食物有动物肝脏、瘦肉、蛋黄、鸡、海鱼、海虾、豆类、菠菜、芹菜、油菜、苋菜、荠菜、黄花菜、番茄、杏、桃、李、葡萄干、大枣、樱桃、核桃等。其中，动物性铁元素的吸收率比较高，植物性铁元素的吸收率相对低一些。如果孩子需要使用药物补铁，一定要在医生的指导下进行，补充过多会危害孩子的健康。

硒

硒是儿童健康成长必需的微量元素，儿童补硒有助于保护视力、增强免疫力、促进生长发育，能帮助儿童解毒、排铅、抗污染。硒是人体的重要微量元素，需要通过饮食、空气及各种外源物质才能被人体吸收利用。人体硒元素的缺少或者过量都会引起疾病，研究发现人类有40余种疾病与人体缺硒直接有关。通过适量补硒能够预防疾病的发生，提高机体免疫功能，保护人体心、肝、肾、肺等重要脏器，所以儿童更应该补硒。

儿童最好不要通过药物补硒，因为硒的安全限量比较低，盲目补充可能产生毒害作用，最好通过食补。在宝宝的日常饮食中，应当增加富含硒的食物摄入量。硒含量高的动物性食物有猪肾、鱼、小海虾、对虾、海蜇皮、驴肉、羊肉、鸭蛋黄、鹌鹑蛋、鸡蛋黄、牛肉等；硒含量高的植物性食物有松蘑（干）、红蘑、茴香、芝麻、杏仁、枸杞、花生、黄花菜、豇豆等。

碘

碘能维持机体能量代谢和产热，如果碘缺乏，可能会引起甲状腺激素合成减少，导致基本生命活动受损和体能下降，这个影响是终身的。碘能促进体格发育，甲状腺激素调控生长发育期儿童的骨发育、性发育、肌肉发育及身高体重，甲状腺激素的缺乏会导致体格发育落后、性发育落后、身体矮小、肌肉无力等发育落后的症状和体征。

作为母亲，首先应该密切注意宝宝的身体、起居和动作等方面有无异常。特别是在地方性甲状腺肿病的多发区，对新生儿更应特别注意。如果发现宝宝出生后哭声无力、声音嘶哑、腹胀、不愿吃奶或吃奶时吸吮没劲、经常便秘、脑门比一般的宝宝大、皮肤发凉、水肿以及皮肤长时间发黄不退等，平时宝宝醒来时手脚很少有动作或动作甚为缓慢，甚至过了几个月也不会抬头、翻身、爬坐等，千万不要把这些都看成是宝宝"省心""不淘气"，而应高度重视宝宝是否有甲状腺功能低下的可能。因为缺碘所致甲状腺功能低下患儿的最大特点，就是从一出生就给人以"老实"的感觉，常常是大人把他放到哪里，他便老老实实地原地不动。有时大人没有及时给他喂奶、吃饭，他也不会因饥饿而吵闹不休。

含碘最高的食物为海产品，如海带、紫菜、鲜带鱼、蚶干、蛤干、干贝、淡菜、海参、海蜇、龙虾等。海带含碘量最高，干海带中达到240毫克/千克以上；其次为海贝类及鲜海鱼，达到800微克/千克左右。但是，盐中含碘量极微，越是精制盐，含碘越少，海盐中的含碘量约20微克/千克。陆地食品则以蛋、奶含碘量最高，达到40～90微克/千克，其次为肉类，淡水鱼的含碘量低于肉类，植物的含碘量是最低的。人体碘的80%～90%来自食物，10%～20%通过饮水获得，5%的碘来自空气，因此食物中的碘是人体碘的主要来源。食物中的碘化物被还原成碘离子后才能被吸收，与氨基酸结合的碘可直接被吸收。

孩子四季如何养脾胃

　　很多孩子在夏天的时候因为天气炎热会出现食欲不振，到了天气凉爽的时候又胃口大开，通常吃得比较肥腻，脾胃一下子调整不过来，便出现味觉迟钝、食欲减退等症状。而秋、冬昼短夜长，阳气收敛，阴气渐长，中医认为，阳气主升，阴气主降，因此秋冬季节更容易出现腹泻等脾胃疾病。四季调养脾胃的重点不同，了解四季脾胃特点，能更有利于调养脾胃。

春季养脾胃的方法

　　春季是脾胃疾病的多发季节，这是由春季的气候特点决定的。从中医角度讲，阴阳交接之时，人体的消化功能会受到影响。从冬季进入春季，阳气渐盛，阴气渐衰，原有的平衡被打破，阴阳之气波动较大。身体比较虚弱的人，可能承受不了这样的变化，易多发脾胃疾病。有脾胃病的人在这个季节一定要格外注意以下事项，以预防脾胃病的发作。

　　①初春时，饮食宜以温补的东西为主，适当增加高热量和高蛋白质的食物，不要多吃生冷水果，避免刺激脾胃。

　　②逐渐向春季过渡后，应减少牛、羊肉等热性食物的摄入量，因为此时天地间的阳气已经开始萌动，人体内的阳气也在上升，热性食物摄入过多易

上火，造成脾胃积热，出现口渴、口苦、口臭、口腔糜烂、牙龈肿痛、小便短赤、大便秘结、消化不良等症状。

③进入春季后，应该多吃新鲜蔬果，以及韭菜等补阳的辛味食物。此时补阳气，可以顺应天时以助阳气的生发。但是春季主肝当令，阳气也不能补得太过，否则会肝阳过盛，心烦、爱发火，也易引发脾胃疾病。

④到了春、夏交接时，饮食上可以适当增加凉性食物的摄入，如百合、莲藕、萝卜等，来平衡外界暑热之气。

夏季养脾胃的方法

暑热天气影响饮食和睡眠，易耗伤人体正气，加之夏季高温高湿，食物容易腐烂、变质，是细菌、真菌等微生物大量繁殖的黄金季节，诸多因素相加就会使人体的脾胃功能失调，产生一系列相关的疾病，还可能伴有发热、乏力、腹泻，重者还有危及生命的现象出现，所以要注意以下事项。

①夏季气温高，食物易腐败，即使及时放入冰箱，还是不能避免病菌的侵扰，尤其对于脾胃功能较弱的孩子而言，当顿做的饭菜最好当顿吃完。

②不要贪食寒凉食物，例如西瓜、梨等，尤其是冰冻的冷饮，会产生寒湿之邪，影响脾胃功能，出现腹胀、腹泻等症状。

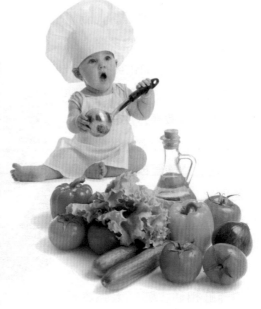

③在保证营养均衡的前提下，需要注意烹调方式尽量清淡，多吃容易消化的食物，少吃油炸、油煎、烧烤食品。每餐不宜吃得过饱，尤其是老人和孩子的消化功能较弱，每餐吃到七八

分饱为宜。

④夏季人们经常食用凉拌菜，制作时可适当加入蒜泥和醋，这不仅能增加食欲，有助于消化，还能杀菌解毒，预防脾胃传染病，但孩子不能多吃。

⑤白开水是宝宝夏季最好的饮料。夏季宝宝出汗多，体内的水分流失也多，宝宝对缺水的耐受性比成人差，若有口渴的感觉时，其实体内的细胞已有脱水的现象了，脱水严重还会导致发热。宝宝从奶和食物中获得的水分约800毫升，但夏季宝宝应摄入1100～1500毫升的水。因此，多给宝宝喝白开水非常重要，可起到解暑与缓解便秘的双重作用。

秋季养脾胃的方法

秋天气温逐渐降低，昼夜温差悬殊，人体受到"秋寒"刺激，胃酸分泌增加，刺激胃黏膜，脾胃发生痉挛性收缩，抵抗力随之减弱；另外，由于天气转凉，人们的食欲旺盛，食量增加，使脾胃功能负担加重，造成了秋季脾胃疾病的高发与复发。因此，秋季一定要注意养护脾胃。那么，秋季该如何养胃呢？

①夏秋之交，调理脾胃应侧重于清热、健脾，少食多餐，多吃熟、温、软等易消化食物。

②秋天脾胃易受寒，调理脾胃应注意温胃散寒，饮食以温、软、淡、素、鲜为宜，做到定时定量，防止胃酸侵蚀胃黏膜。可多食小米、菠菜、洋葱、胡萝卜、大蒜、南瓜等食物，以保护胃黏膜。

③秋燥易伤肺，秋气与人体的肺脏相通，肺气太强容易

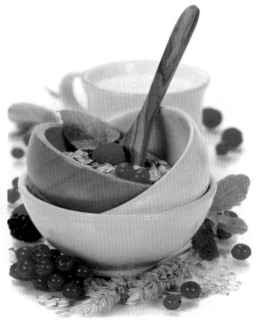

导致身体的津液不足，出现诸如津亏液少的"干燥症"，比如皮肤干燥多有咳嗽。防秋燥，重在饮食调理，适当选食一些能够润肺清燥、养阴生津的食物，比如梨、甘蔗、马蹄、百合、银耳等。

冬季养脾胃的方法

冬季气温骤然变冷，人体受到冷空气刺激后，胃酸分泌会大量增加，抵抗力亦会随之降低，暴饮暴食也最易引发胃病，特别是嗜辣者和好喝冷饮者最易患病。冬季天气寒冷，胃病患者要特别注意，因为严寒的天气容易诱发胃炎。冬季养脾胃要注意以下几点。

①冬季天气寒冷，很多人都喜欢摄取热量高的食物来提高身体的温度，但大量的高热量食物会增加脾胃的负担，而且冬季胃部的消化功能会降低，不好消化。

②冬季随着气温降低，人们的运动量也随之减少，故饮食上宜适当多食一些富含膳食纤维的食物，如莴笋、红薯、芹菜、卷心菜、胡萝卜、黄瓜、番茄等，促进脾胃功能的正常运行。

③在冬季，生冷瓜果尽量不吃或少吃，少吃寒凉食物，如马齿苋、鱼腥草、草菇、西瓜、柚子、杨桃等，可以适当食用温补类的食物，如花生、土豆、山药等。在烹饪方面也要注意，凉拌菜也应少吃；冰箱里拿出来的食物不宜直接食用，应放至室温或加热后食用。

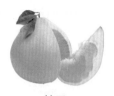
－柚子－

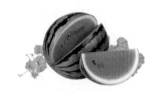
－西瓜－

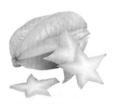
－杨桃－

纠正不良的饮食习惯

俗话说："冰冻三尺，非一日之寒。"孩子的脾胃问题也不是一两天就形成的。在日常生活中，很多不好的饮食习惯并没有引起注意，而恰恰正是这些看似无关紧要的不良习惯在一天天地、"循序渐进"地伤害着孩子的脾胃。要想让孩子拥有健康的脾胃，首先要做的就是和这些坏毛病划清界限。

挑食、偏食

儿童时期是生长发育的关键时期，这时需要大量的营养物质和微量元素。孩子偏食会造成营养不均衡，使孩子的身高、体格发育受到影响，还会导致体重不达标，甚至会影响孩子智力的发育。孩子偏食需要尽早纠正，还要培养孩子正确的饮食习惯，不要挑食。

边吃饭边喝水

很多儿童有边吃饭边喝水的习惯。其实，这种习惯非常不好，因为这样会影响食物的消化吸收，增加脾胃负担，长此以往可引致脾胃疾患，造成营养素缺乏。食物经口腔初加工成食糜，送入肠胃进一步消化、吸收食物中的营养素。如果边吃饭边喝水，水会将口腔内的唾液冲淡，降低唾液对食物的消化作用；同时也易使食物未经口腔仔细咀嚼就进入脾胃，从而加重脾胃的负担。如喝水过多还会冲淡胃酸，削弱胃的消化功能。

边吃饭边玩耍

玩是小孩子的天性，但切记不要让孩子在吃饭的过程中玩耍。孩子玩的时候嘴里含着食物，很容易发生食物误入气管的情况，轻者出现剧烈的呛咳，重者可能导致窒息。另外，孩子叼着小勺跑来跑去时如果摔倒，小勺可能会刺伤孩子的口腔或咽喉。

进餐时，家长们应该让孩子坐在饭桌上吃饭，不要让孩子端着碗到处跑。吃饭的环境、地点要固定，周围不要有干扰的情况，如走来走去的人、开着的电视、好玩的玩具。此外，吃饭要有规律，在孩子饥饿的时候开饭，这时孩子吃饭的兴趣会大大增加，持续时间也会长。

喝碳酸饮料

常喝碳酸饮料会导致小孩牙齿的健康状况变差

碳酸饮料是一种酸性液体，在与牙齿接触时会腐蚀表层的牙釉质，会让牙齿变得越来越敏感，无法承受正常程度的冷热酸甜。此外，饮料中的糖分含量也非常高，这种成分是龋齿菌发展的沃土。通常碳酸饮料含糖量很高，为8%～11%，有的果味饮料甚至高达13%以上。少年儿童长期过多摄入添加糖可增加龋齿、肥胖及其他多种慢性病的风险，根据《中国居民膳食指南》，每天摄入糖不超过50克，最好控制在25克以下，而一听可乐大约含有35克糖。更重要的是，碳酸饮料会带来饱腹感，儿童每天的食量基本比较稳定，多喝了碳酸饮料可能会减少其他食物的摄入，例如蔬菜、水果、牛奶等，养成不好的饮食习惯。长此以往，还可能导致其他营养素的缺乏，进而影响儿童的生长发育。

影响孩子消化系统功能

因为碳酸饮料含有大量的二氧化碳，虽然能起到一定的抑菌和降温作用，但大量气体进入肠胃后很容易产生胀气，影响消化功能的正常运转。二氧化碳的抑菌功能没有选择性，对肠道内的诸多有益菌也有破坏作用。常喝碳酸饮料的孩子，营养的摄入会渐渐跟不上，不利于身体的发育。

严重阻碍孩子身体对钙质的吸收

小朋友尚处在长个子阶段，对钙质的需求非常大。人体中的钙和磷的含量是有一定比例的，但在大量摄入富含磷酸的碳酸饮料后，比例会被打破，钙质吸收会受到严重阻碍，对小朋友的骨骼发育非常不利，严重者在成年后会患上骨质疏松症，易骨折骨裂。

幼儿常喝酸奶

酸奶富含维生素A，仅适用于对脂肪消化不良的患儿食用，以促进营养吸收与排脂，而对发育正常且需要脂肪的儿童来说，是不适合长期大量食用的。酸奶中含有较多的乳酸菌，而乳酸菌会生成抗生

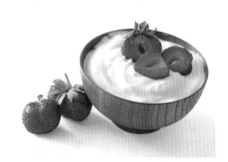

素，虽能抑制和消灭很多病原菌的生长，但同时也影响了人体中许多有益菌群的生长。过多的酸奶还会影响脾胃正常的消化功能。

经常吃汤泡饭

俗话说得好："汤泡饭，嚼不烂。"在食物下咽前，最好是先经过口腔的加工，也就是经过牙齿的咀嚼，让腮腺、颌下腺、舌下腺分泌的唾液能够充分地掺和到食物中去，从而使淀粉酶发挥最大作用，进行初步消化，为脾胃减轻负担。但是在吃汤泡饭时，往往省略了细细咀嚼这个环节，饭菜刚入

口便随着汤一起咽了下去，长期如此会影响脾胃功能，尤其是儿童和老人。孩子的脾胃功能尚未发育成熟，如果经常吃泡饭，会使孩子养成囫囵吞枣的坏习惯，也不利于牙齿的发育。而且，食物不加咀嚼就吞下，还会影响脾胃功能。

当然，这里还需要弄清饭前喝汤、喝稀粥和吃汤泡饭的区别。饭前少量喝汤，不但能湿润口腔和食管，而且能刺激口腔和胃产生唾液和胃液，有助于食物在脾胃中的消化和吸收。稀粥中的五谷经过水煮之后，质地变得较细，淀粉已分解成容易被胃肠所吸收的糊精，不会影响消化功能。而米饭由于加工的方式和时间与稀粥不同，软烂程度也不能与稀粥相比，其植物蛋白也尚未溶于水，故不易被胃肠消化吸收，消化能力弱的人就可能产生脾胃不适。

经常吃得过饱

有些父母担心孩子吃不饱，总喜欢给孩子多吃，可是吃得过多就爱生病。尤其是晚上，吃过饭没多久就睡觉，未消化的食物可产生内热，导致脾胃功能失调，抵抗力降低。如果吃饭时间过晚，加上运动量明显减少，很容易积食。所以，晚饭一般应在18时左右，这样到睡前胃里的食物就消化得差不多了。

中医学认为，小儿"脾常不足"，意思是说，孩子对乳食的消化吸收能力弱，因此不能给孩子吃过多、过腻和不易消化的饮食，否则就会影响脾胃的消化功能，即"饮食自倍，肠胃乃伤"，从而引发消化不良、发热和自汗等症状，还会影响体质的发育和健康，造成免疫力的降低而反复感冒。不要怕孩子吃不饱，吃多了会积食，一上火就容易发热感冒，这就是"没有内热就引不来外感"。

父母可通过观察发现小儿是否吃得过多，如小儿在睡眠中身子不停翻动，有时还会咬牙；原来吃什么都香，最近却明显地食欲下降；小儿常说自己肚子胀、肚子痛。细心的家长还可以发现小儿鼻梁两侧发青，舌苔白且厚，严重的甚至还能闻到小儿呼出的口气中有酸腐味。家长要掌握孩子吃饭大致的量，不要让孩子吃超量。

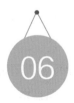

儿童健脾常用食疗中药材和食材

党参
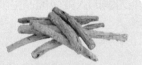
补中益气

◎**常用量：** 5~10克。

◎**功效：** 可用于治疗肺脾气虚、心悸乏力、咳嗽虚喘及内热消渴、小儿贫血病及其他造血系统疾病等。

淮山

健脾养胃

◎**常用量：** 10~15克。

◎**功效：** 可用于治疗脾虚食少、肺虚咳喘、小儿疳积、婴幼儿腹泻以及溃疡性口腔炎等。

白术
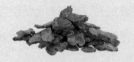
利水消肿

◎**常用量：** 10~15克。

◎**功效：** 可用于治疗脾虚食少、泄泻腹胀、自汗、水肿、小儿反复呼吸道感染、小儿流涎症等。

茯苓

健脾利水

◎**常用量：** 10~30克。

◎**功效：** 可用于治疗水肿尿少、脾虚食少、便溏泄泻、心神不安、惊悸失眠等。

麦芽
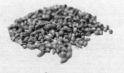
消食导滞

◎**常用量**：5~10克。

◎**功效**：可用于治疗食积不消、脘腹胀痛、呕吐泄泻、食欲不振等。

鸡内金

消食积

◎**常用量**：3~10克。

◎**功效**：可用于治疗消化不良之反胃吐酸、脾虚疳证、遗尿、结石等。

玉竹
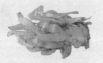
滋阴润肺

◎**常用量**：10~15克。

◎**功效**：可用于治疗阴虚感冒、燥咳、阴虚肤燥、热病后伤阴以及小儿厌食等。

佛手

疏肝解郁

◎**常用量**：5~10克。

◎**功效**：可用于治疗肝郁气滞证以及脾胃气滞、痰湿壅肺等。

白芍

平肝止痛

◎**常用量**：5~10克。

◎**功效**：可用于治疗头痛眩晕、胁痛、腹痛、便秘、四肢挛痛、虚汗以及血虚萎黄等。

黄芪
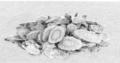
补中益气

◎**常用量**：10~15克。

◎**功效**：可用于治疗表虚自汗、气虚乏力、食少便溏、中气下陷、久泻脱肛、久溃不敛、血虚萎黄以及内热消渴等。

川贝母
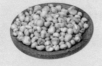

养阴益气

◎**常用量：** 10~20克。

◎**功效：** 可用于治疗肺燥干咳、虚劳咳嗽、津伤口渴、心烦失眠、肠燥便秘以及咽干鼻燥、内热消渴等。

百合
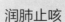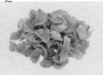

润肺止咳

◎**常用量：** 5~10克。

◎**功效：** 可用于治疗肺阴虚的燥热咳嗽、劳嗽久咳及热病余热未清之虚烦惊悸、失眠多梦等。

莲子
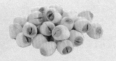

补脾益胃

◎**常用量：** 100~150克。

◎**功效：** 可用于治疗脾胃虚弱、食欲减退，或泻痢不能食、脾虚腹泻、虚烦不眠等。

粳米
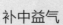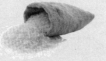

补中益气

◎**常用量：** 30~50克。

◎**功效：** 常用于婴儿吐乳、脾虚烦闷、消渴、小便不畅、尿频、消瘦、泄泻以及下痢便血等。

糯米

补中益气

◎**常用量：** 30~50克。

◎**功效：** 含有蛋白质、脂肪、糖类、磷铁钙、维生素B_1、维生素B_2、淀粉等成分。常用于腰痛、消渴、自汗、泄泻等。

小米

健脾和肾

◎**常用量：** 30~100克。

◎**功效：** 常用于小儿脾胃气弱、食不消化、反胃呕吐、消渴口干、腰膝酸软、小便不利、腹痛泻痢以及水火烫伤等。

高粱
益气温中

◎**常用量：** 30～50克。

◎**功效：** 常用于消化不良、鹅口疮、脾胃虚寒、腹痛腹泻、湿热吐泻、小便不利、霍乱吐泻等。

荞麦
开胃宽肠

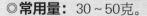

◎**常用量：** 30～50克。

◎**功效：** 含有蛋白质、脂肪、对人体有益的油酸、芸香苷以及少量的芦丁等。常用于肠胃积滞、腹痛泄泻、自汗等。

大麦
益气健脾

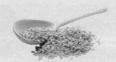

◎**常用量：** 10～50克。

◎**功效：** 常用于治疗小儿积滞、疳积、腹泻、脘腹闷胀、小便淋痛、烫伤、水肿、顽固性溃疡、慢性骨髓炎、急性咽喉炎等。

小麦
养心安神

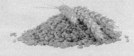

◎**常用量：** 20～50克。

◎**功效：** 常用于胃痛、腹泻、小儿口腔炎、失眠、多汗、水肿、烫伤、外伤出血等。

燕麦
补益脾胃

◎**常用量：** 10～30克。

◎**功效：** 含有淀粉、蛋白质、脂肪、维生素等营养成分。常用于病后体虚、自汗、盗汗、纳差、便秘、出血等。

薏米
健脾渗湿

◎**常用量：** 5～10克。

◎**功效：** 可用于治疗水肿、脚气、小便不利、脾虚泄泻以及肺痈、肠痈等。

芡实
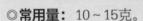

补脾胃，止泻

◎**常用量：** 10~15克。

◎**功效：** 常用于治疗脾胃虚弱、肾气不固、体弱易病、夜尿频等。

扁豆
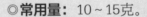

健脾化湿，消暑

◎**常用量：** 10~15克。

◎**功效：** 常用于治疗脾胃虚弱及暑湿困脾所致的食欲不振、胸腹胀满、呕吐、腹泻以及暑热感冒等。

黄豆
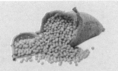

健脾宽中

◎**常用量：** 20~50克。

◎**功效：** 含有蛋白质、不饱和脂肪酸、钙、磷、铁、多种维生素等成分。常用于腹胀消瘦、单纯性消化不良、贫血萎黄等。

红豆

利水除湿

◎**常用量：** 30~150克。

◎**功效：** 含有蛋白质、脂肪、糖类、粗纤维、钙、磷、铁、B族维生素、烟酸等成分。常用于水肿、脚气、泻痢等。

绿豆
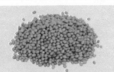

清热解毒

◎**常用量：** 15~30克。

◎**功效：** 含有蛋白质、钙、磷、铁、烟酸、胡萝卜素及维生素B_2等成分。常用于暑热烦渴、外感发热、痱子、胃肠炎等。

黑豆
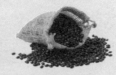

益气补肾

◎**常用量：** 20~100克。

◎**功效：** 含有蛋白质、脂肪、胡萝卜素、维生素A、维生素B_1以及生物碱等。常用于水肿、婴儿湿疹以及消渴腰痛等。

红薯
补中和血

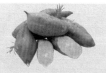

◎**常用量：**30～200克。

◎**功效：**含糖类、蛋白质、钙、磷、淀粉、纤维素等。常用于大便秘结、积食等。

土豆
和胃调中

◎**常用量：**20～150克。

◎**功效：**含糖类、粗纤维、蛋白质、脂肪、磷、铁、钙、胡萝卜素以及维生素C等。常用于胃溃疡、湿疹、习惯性便秘等。

南瓜
补中益气

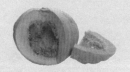

◎**常用量：**15～150克。

◎**功效：**含瓜氨酸、精氨酸、腺嘌呤、胡萝卜素、B族维生素、维生素C、淀粉、葡萄糖、蔗糖、甘露醇、钙、铁等。常用于脾虚气弱或营养不良。

大蒜
消食理气

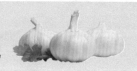

◎**常用量：**5～10克。

◎**功效：**含有钙、磷、铁、维生素B_1、维生素C、胡萝卜素、挥发油、大蒜苷。常用于脘腹冷痛，饮食积滞、饮食不洁或食物中毒、呕吐腹泻、痢疾、百日咳等。

葱
发表通阳

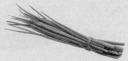

◎**常用量：**5～10克。

◎**功效：**含有挥发油、维生素C、维生素B_1、维生素B_2、烟酸、胡萝卜素、钙、镁、铁等成分。常用于感冒风寒、恶寒发热、无汗阴寒内盛的腹痛等。

韭菜
温中开胃

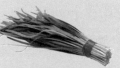

◎**常用量：**100～150克。

◎**功效：**含胡萝卜素、维生素、纤维素、钙、铁、磷和挥发油等。常用于胃寒泛酸、打嗝，肾阳不足所致之腰膝酸软、遗尿以及胸痹痛内有血瘀者。

香菜
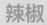
健胃理气

◎**常用量：** 5~10克。

◎**功效：** 含有维生素C、钾、钙和挥发油、苹果酸钾、甘露醇、黄酮类等。常用于脾胃不和、食欲不振、感冒风寒、发热无汗、麻疹透发不畅。

辣椒
温中健胃

◎**常用量：** 50~100克。

◎**功效：** 含有挥发油、钙、磷、丰富的维生素C、胡萝卜素、辣椒红素。常用于脾胃虚寒、食欲不振、腹部有冷感、寒湿郁滞、少食苔腻、肢体酸痛。

洋葱

健胃消食

◎**常用量：** 50~100克。

◎**功效：** 含有维生素和胡萝卜素、钙、磷、铁、挥发油、前列腺素及激活血溶纤维蛋白活性成分。常用于饮食减少、腹胀或腹泻。

香菇
益气补血

◎**常用量：** 50~100克。

◎**功效：** 含有粗纤维、维生素、钙、磷、铁、香菇多糖等。常用于脾胃虚弱、食欲减退、少气乏力。现代也用于佝偻病、肿瘤等。

胡萝卜

补脾消食

◎**常用量：** 100~150克。

◎**功效：** 含有丰富的蔗糖、胡萝卜素、维生素、甘露醇、木质素、果胶及多种矿物质。常用于消化不良、食积胀满或大便热结、小儿疳疾上目、百日咳。

牛肉
补脾胃

◎**常用量：** 80~100克。

◎**功效：** 含有蛋白质、脂肪、维生素，磷、钙、铁、胆甾醇等。常用于虚损羸瘦、脾虚少食、水肿、筋骨不健、腰膝酸软。

猪肉

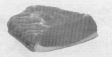

滋阴润燥

◎**常用量：** 80～100克。

◎**功效：** 含有脂肪、蛋白质、维生素B_1、维生素B_2、磷、钙、铁等。常用于口渴喜饮、干咳痰少、肠道干燥、大便秘结、气血虚亏、羸瘦体弱。

鸡肉

温中健脾

◎**常用量：** 80～100克。

◎**功效：** 多含蛋白质、多种微量元素及维生素、烟酸，少量脂肪等。常用于病后调补、脾胃虚弱、气血不足等。但实证、热证、邪毒未清者不宜用。

乌鸡

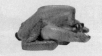

清虚热

◎**常用量：** 80～100克。

◎**功效：** 含有蛋白质、多种维生素、微量元素、脂肪。常用于肝肾阴虚、盗汗、口渴、脾胃虚弱、中气不足、腹泻或久痢、饮食减少。

鸡蛋

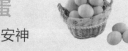

除烦安神

◎**常用量：** 1个。

◎**功效：** 含有蛋白质、脂肪、铁、钙、多种维生素。常用于血虚、眩晕、夜盲、病后体虚、营养不良、阴血不足、失眠烦躁、心悸等。

虾

补肾

◎**常用量：** 80～100克。

◎**功效：** 含有蛋白质、脂肪、维生素A、维生素B_1、维生素B_2和烟酸、钙、磷、铁等。常用于肾虚、气血不足。

带鱼

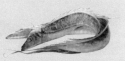

补脾益气

◎**常用量：** 80～100克。

◎**功效：** 含有蛋白质、脂肪、维生素B_1、维生素B_2和烟酸、钙、磷、铁、碘等。常用于营养不良、毛发枯黄、病毒性肝炎、食欲不振、恶心、体倦。

海蜇
清热化痰

◎**常用量：** 80～100克。

◎**功效：** 含有蛋白质、脂肪、维生素B$_1$、维生素B$_2$、烟酸、钙、磷、铁、碘、胆碱等成分。常用于阴虚肺燥、热痰咳嗽、喘息、食积痞胀、大便燥结。

泥鳅
补脾益气

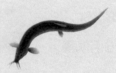

◎**常用量：** 80～100克。

◎**功效：** 含有蛋白质、脂肪、钙、磷、铁、维生素A、维生素B$_1$、维生素B$_2$和烟酸等。常用于脾虚瘦弱、黄疸、小便不利、肾气不足、痔疮、疮癣瘙痒等。

银鱼
益脾胃

◎**常用量：** 80～100克。

◎**功效：** 含有蛋白质、脂肪、钙、磷、铁、维生素B$_1$、维生素B$_2$、烟酸等。常用于脾胃虚弱、消化不良、小儿疳积、营养不良、虚劳咳嗽、干咳无痰。

鲫鱼
补脾开胃

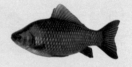

◎**常用量：** 80～100克。

◎**功效：** 含有蛋白质、脂肪、维生素、烟酸、钙、磷、铁等成分。常用于脾胃虚弱、少食乏力、呕吐或腹泻、脾虚水肿、小便不利、气血虚弱、痔疮出血。

鲈鱼
补脑健脑

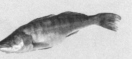

◎**常用量：** 80～100克。

◎**功效：** 含有蛋白质、脂肪、钙、磷、铁、铜、维生素A、维生素B$_1$、维生素B$_2$和烟酸等。常用于脾胃虚弱、食少体倦或气血不足、脾虚水肿等。

鳜鱼
健脾益气

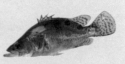

◎**常用量：** 80～100克。

◎**功效：** 含有蛋白质、脂肪、维生素B$_1$、维生素B$_2$和烟酸、钙、磷、铁、碘等。常用于脾胃虚弱、少食腹泻、营养不良、脾虚水肿。

核桃
温肺定喘

◎**常用量：** 50～80克。

◎**功效：** 含有脂肪酸、蛋白质、糖类及钙、磷、铁等矿物质。常用于肾虚喘嗽、腰痛脚弱、小便频数、皮肤湿疹、大便干结等。

松子
补虚益血

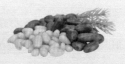

◎**常用量：** 50～80克。

◎**功效：** 含有大量脂肪油（油酸、亚油酸酯）、棕榈碱、蛋白质、挥发油等成分。常用于血虚阴亏、虚羸少气、肺燥咳嗽、干咳痰少、肠燥便秘等。

榛子
补脾益气

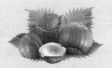

◎**常用量：** 50～80克。

◎**功效：** 含有脂肪、蛋白质、淀粉、糖类、多种维生素等成分，还含有脂肪酶。可用于治疗脾胃虚弱、少食乏力、便溏腹泻等。

板栗
补肾强腰

◎**功效：** 含有蛋白质、脂肪、淀粉、糖类、脂肪酶等成分。常用于肾气虚亏、腰脚无力、脾胃虚弱或脾肾阳虚、便溏腹泻、久泻不止或便血。

苹果
清热除烦

◎**常用量：** 100～150克。

◎**功效：** 含有蔗糖、还原糖、苹果酸、柠檬酸、果胶、维生素C、钾、钠等成分。常用于烦热口渴、消化不良或脾阴不足、少食腹泻。

橙子
生津止渴

◎**常用量：** 100～150克。

◎**功效：** 含有柠檬酸、苹果酸、琥珀酸、糖类、果胶、维生素C等成分。常用于胃阴不足、口渴心烦、消化不良、胃气不和、恶心呕逆。

草莓

润肺生津

◎**常用量**：100~150克。

◎**功效**：含有果糖、蔗糖、葡萄糖、柠檬酸、苹果酸、胡萝卜素、各种维生素及钙、磷、钾等成分。常用于干咳、烦渴、咽喉灼痛、久病体虚、营养不良等。

柚子

降低血糖，助消化

◎**常用量**：100~150克。

◎**功效**：含有糖类、维生素C、柠檬酸、钾、钙、磷等。常用于胃阴不足、咽干口渴、小便不利、消化不良。

桑葚

补血滋阴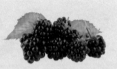

◎**常用量**：100~150克。

◎**功效**：含有葡萄糖、蔗糖、胡萝卜素、维生素C、烟酸、苹果酸、琥珀酸、酒石酸等成分。常用于治疗脾胃虚弱、食欲不振、消化不良、饮食积滞等。

桃子

养阴生津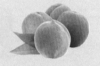

◎**常用量**：100~150克。

◎**功效**：含有葡萄糖、果糖、蔗糖、维生素C、烟酸、苹果酸、柠檬酸、钙、磷、铁、钾、钠等成分。常用于胃阴不足、口中干渴、大便干结不利。

杨梅

和胃消食

◎**常用量**：100~150克。

◎**功效**：含有葡萄糖、果糖、柠檬酸、苹果酸、维生素C等成分。常用于胃阴不足、口中干渴、胃气不和或饮食不消、呕逆少食、腹泻或痢疾。

菠萝

生津止渴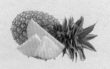

◎**常用量**：100~150克。

◎**功效**：含有粗纤维、钙、磷、铁、胡萝卜素、维生素C、烟酸、有机酸。可用于治积滞所致之腹泻、消化不良，胃阴不足之口干烦渴等。

金橘

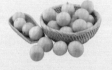

生津消食

◎**常用量：** 100～150克。

◎**功效：** 含有金柑苷及丰富的维生素C。可用于脘腹胀满、咳嗽痰多、烦渴、不思饮食或伤食饱满、急慢性气管炎、肝炎，也可增强机体的抗寒能力。

山楂

健胃消食

◎**常用量：** 100～150克。

◎**功效：** 含有枸橼酸、山楂酸、黄酮类、胡萝卜素、维生素C、钙、铁等成分。常用于肉食或乳食积滞、胀满腹痛或腹泻、疝气偏坠胀痛等。

桂圆

补脾益胃

◎**常用量：** 100～150克。

◎**功效：** 含有葡萄糖、蔗糖、蛋白质、脂肪、维生素C、磷、钙、铁、胆碱等成分。常用于脾胃虚弱、食欲不振，或气血不足、体虚乏力、失眠健忘等。

荔枝

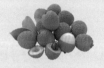

生津止渴

◎**常用量：** 100～150克。

◎**功效：** 含有葡萄糖、蔗糖、维生素C、叶酸、柠檬酸、苹果酸、钙、磷、铁、精氨酸、色氨酸等成分。常用于口渴咽干、脾虚少食或腹泻、血虚心悸。

樱桃

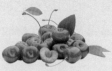

益脾养胃

◎**常用量：** 100～150克。

◎**功效：** 含有枸橼酸、胡萝卜素、维生素C、铁、钙、磷等成分。常用于脾胃虚弱、少食腹泻、脾胃阴伤、口舌干燥、肝肾不足、四肢乏力、面色不华。

大枣

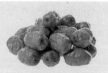

补脾益气

◎**常用量：** 100～150克。

◎**功效：** 含有糖类、蛋白质、脂肪、有机酸、胡萝卜素、维生素C、钙、磷、铁等成分。常用于脾胃虚弱、体倦无力、血虚萎黄及消瘦、精神不安。

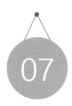

儿童各阶段养脾胃饮食重点

0~6个月的宝宝不可过度喂养

0~6个月的宝宝还在吃母乳的阶段，积食一般都是因为过度喂养引起的。中国营养学会发布的《中国居民膳食指南（2022）》中，倡导6个月内的宝宝纯母乳喂养。母乳是婴儿最理想的天然食物，含有丰富的营养素、免疫活性物质和水分，能够满足0~6个月婴儿生长发育的全部营养，任何婴儿配方奶都无法替代。随着婴儿胃肠道成熟和生长发育进展，母乳喂养将从按需喂养模式递进到规律喂养模式。婴儿饥饿是按需喂养的基础，应及时识别婴儿饥饿及饱腹信号，及时做出喂养的回应，这种方式就叫回应式喂养，也就是宝宝发出要吃奶的信号，妈妈及时发现接收这个信号，然后做出喂奶的回应。

回应式喂养有利于让婴儿建立良好的生活规律。哭闹是婴儿饥饿的最后一个信号，应避免婴儿哭闹后才开始哺喂，这会增加哺喂的困难。按需喂奶，两侧乳房交替喂养，不要强求喂奶次数和时间，特别是3月龄内的婴儿，婴儿出生后2~4周就基本建立了自己的进食规律，家长应明确感知饮食规律的时间信息。一般2月龄后的婴儿胃容量逐渐增加，单次摄入量也随之增加，哺喂间隔会相应延长，特别是在夜间喂奶次数减少，婴儿睡眠节律更好，逐渐建立起哺喂与睡眠的规律。如果婴儿哭闹明显不符合平日的进食规律，应该首先排除非饥饿原因，比如胃肠道不适等。如果婴儿由于非饥饿原因而哭闹，这种情况下即使增加哺喂次数也只能缓解婴儿的焦躁心理，并不能解决根本问题，应及时就医。

母乳喂养时要注意，妈妈尽量不吃辛辣、油腻食物，以免给孩子肠道造成不必要的负担。

不过，也有的婴儿需要用配方奶粉喂养，建议选择适合婴儿月龄的配方奶喂养，而普通的液态奶、成人奶粉、蛋白粉、豆奶粉等都不宜用于喂养婴儿。

7 ~ 24 个月的宝宝注意辅食添加

根据《中国居民膳食指南（2022）》，建议7 ~ 24个月宝宝继续母乳喂养，满6月龄期必须添加辅食，从富含铁的泥糊状食物开始。及时引入多样化食物，重视动物性食物添加；尽量少加糖、盐，油脂适当，保持食物原味。提倡回应式喂养，鼓励但不强迫进食，注重饮食卫生和进食安全。

继续母乳喂养，满 6 月龄期必须添加辅食

婴儿满6月龄后可继续母乳喂养到2岁或以上，从满6月龄起逐步引入各种食物，辅食添加过早或过晚都会影响健康。首先添加肉泥、肝泥、强化铁的婴儿米粉等富含铁的泥糊状食物，有特殊需要时需在医生的指导下调整辅食添加时间。

满6月龄时如无特殊情况，必须添加辅食。现有研究证实，在婴儿满4月龄时就添加辅食会导致儿童肥胖，以及增加将来患代谢性疾病的风险；过晚添加辅食容易导致婴儿贫血，营养素缺乏的风险就会明显增加。另外，在某些特殊情况下，需要调整婴儿辅食添加的时间，比如过敏及过敏高风险婴儿可能稍早添加辅食更有利于诱导耐受，降低食物过敏风险；早产婴儿由于出生体重、出生情况不同，辅食添加需要个体化

决定；还有罹患慢性疾病、生长发育异常的婴儿，这些都应在医生指导下调整辅食添加时间，一定不能早于满4月龄前，也不宜过晚。

及时引入多样化食物，重视动物性食物的添加

婴儿添加辅食时每次只引入一种新的食物，从一种到多种逐步达到食物多样化，不盲目回避易过敏食物，比如鸡蛋、小麦、鱼、坚果等。研究证实，1岁内适时引入各种食物，达到食物多样化，才能帮助婴儿达到营养均衡，也能减少食物过敏风险。辅食添加从泥糊状食物开始，逐渐过渡到颗粒状、半固体、固体食物，辅食添加频次和进食量也应逐渐增加。

不同食物提供不同营养素，只有多样化食物才能满足婴幼儿的营养需求，比如婴儿米粉、大米、小麦、薯类、土豆等谷类和薯类食物富含糖类，随着母乳减少，婴幼儿的主食也逐渐由谷类和薯类替代，蛋肉禽鱼等动物性食物是婴幼儿不可缺少的，建议尽早引入。动物性食物富含能量和蛋白质，同时含有丰富且容易被吸收利用的铁、锌、维生素A等营养素。

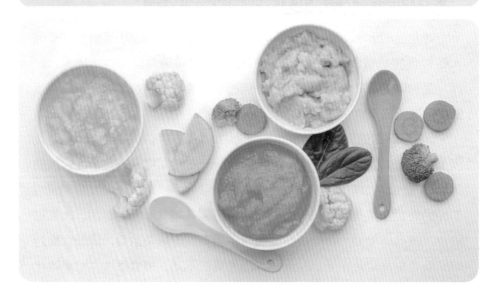

婴幼儿应继续母乳喂养，与此同时逐渐引入鲜奶、奶酪和酸奶等多样化的奶制品。奶和奶制品是婴幼儿钙、蛋白质、能量和B族维生素等营养成分的重要来源，饮奶量充足的婴幼儿不必补充钙，但需要补充维生素D以保障钙的吸收。

蔬菜和水果有丰富的口感质地，富含胡萝卜素、维生素C等，也是婴儿不可缺少的，特别推荐橙色水果和深绿色蔬菜，这些水果和蔬菜的胡萝卜素、维生素C的含量更丰富。

一般情况下，母乳喂养的6月龄婴儿面临着缺铁的高风险，因此婴儿的第一种辅食应该是富含铁的泥糊状食物，比如瘦肉泥、肝泥、强化铁的婴儿米粉。婴儿吸收进入体内的铁大约90%进入血液系统用于合成血红蛋白，铁缺乏可导致缺铁性贫血，影响生长发育。在婴儿出生第一年体重增加两倍，体内铁量增加一倍，铁量增加在7~12月龄之间，而母乳中的铁含量低，6月龄内婴儿依靠胎儿期的铁储存而维持铁代谢的平衡。4~6月龄时，胎儿期储存的铁基本消耗，需要依靠辅食提供足量的铁。7~12月龄婴儿每天实际需要吸收进入体内的铁为大约0.58毫克，来自肉泥、肝泥的铁的生物利用率高，更容易满足婴儿的需求。

随着第一种辅食的添加，应该继续为婴幼儿引入各种种类的食物，如蛋类、谷类、蔬菜、水果等，每引入一种新的食物需要适应2~3天，并且从少量开始。

婴儿辅食尽量少加糖、盐，油脂适当，保持食物原味

婴幼儿辅食应该单独制作，尽量保持食物原味，让婴儿体验天然食物的多样化口味，尽量少加糖、盐以及各种调味品。不同于成人，婴幼儿需要适量的油脂提供生长所需能量，满1岁后的婴儿可尝试淡口味的膳食。过量钠的摄入不利于婴儿健康，如果从小习惯于咸味，就会越来越偏好咸味，对甜味爱好也是同样，为了控制盐、糖的摄入，需要从小

培养淡口味。1岁以内不建议额外添加盐，也是基于天然食物中已经含有足够的钠，比如每100毫升母乳的含钠量有23毫克，每个鸡蛋有71毫克钠，肉、禽、鱼，尤其是海产品含钠量较高，蔬菜也含有钠。钠是人体必需的营养素，13～24月龄的幼儿在尝试家庭膳食时，摄入一部分的盐，这是正常的，也是可接受的，不能为了减少孩子盐糖的摄入而严格限制孩子接触家庭膳食，更好的做法是减少家庭膳食中的盐、糖和调味品，保持淡口味，也保障全家长期的健康。

脂肪是提供能量最佳的营养素，处于快速生长中的婴幼儿需要较高的能量，婴幼儿膳食中的脂肪比例也相对较高，比如6月龄内母乳喂养婴儿所需能量大约一半来自母乳脂肪，而7～12月龄婴儿所需能量约40%来自脂肪，由母乳和辅食提供。1～3岁幼儿所需能量仍然有35%由脂肪提供，高于成人的20%，同时婴幼儿也需要较多的DHA、花生四烯酸等长链多不饱和脂肪酸，以促进大脑及视觉发育。因此，当辅食以谷物、蔬菜和水果为主时，必须添加适量油脂，建议选择富含亚油酸、α-亚麻酸等必需脂肪酸的油脂，如亚麻籽油、胡麻油等。

提倡回应式喂养，鼓励但不强迫进食

进餐时父母或者喂养者应该与婴幼儿有充分交流，与孩子保持面对面，以便及时了解孩子的需求，注意识别孩子发出的饥饱信号，如张嘴、扑向食物表示饥饿，而扭头、闭嘴等表示吃饱了、不想吃了，父母对此应做出及时恰当的积极回应。父母或喂养者应该允许婴幼儿在准备好的食物中挑选自己喜爱的食物，耐心喂养，鼓励尝试但绝不强迫。父母或喂养者应该鼓励并协助婴幼儿自主进食，培养孩子的进餐兴趣，进餐时不要分散孩子注意力，做到进餐时不看电视、不玩玩具，每次进餐时间不超过20分钟。

此外，父母或喂养者应保持自身良好的进食行为和习惯，成为婴幼儿的模仿榜样。建议合理安排7～24月龄婴幼儿膳食，比如早上7点早餐

母乳喂养，可以逐步引入其他食物或者鼓励幼儿尝试家庭早餐。上午10点吃母乳，中午12点与家人一起吃午餐，从泥糊状食物开始，逐渐增稠增粗，从少量开始到替代一次母乳，增加食物种类达到食物多样化，鼓励幼儿尝试家庭膳食。下午3点吃母乳，晚上6点与家人一起吃晚餐，同样从泥糊状食物开始，从少量开始。晚上9点母乳，尽量减少夜间喂养，如果辅食添加足量，婴幼儿夜间喂养的需求会减少。母乳喂养从辅食添加初期的每天5～7次，逐渐减少到1岁时母乳喂养不超过4次。

注重饮食卫生和进食安全

必须选择安全、优质、新鲜的食材，推荐自己在家准备婴幼儿辅食，但必须保证食材和水的安全清洁。辅食制作过程必须始终保持清洁卫生，如制作辅食前先洗手、保持餐具清洁等。辅食应煮熟煮透，并始终保持生熟分开，生吃的水果和蔬菜必须洗干净，去掉外皮以及果核，以保证食用安全。吃剩的食物应妥善保存和处理，注意剔除骨头和鱼刺等异物，不吃整粒花生、果冻等，以防发生进食意外。婴幼儿进食时必须有成人看护，保持进餐环境清洁安全。固定孩子的进餐桌椅，以防发生进餐时烫伤、误食，以及其他意外伤害。

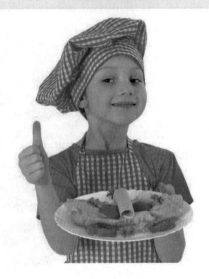

2 岁以后着重培养良好的饮食习惯

要鼓励2岁以上幼儿自主进食，养成良好的饮食习惯。自主进食，与家人同桌吃饭，尝试丰富多样的食物，可以促进幼儿大动作、精细动作的发育，有利于家庭亲子关系的建立，促进儿童情感、认知、语言和交流能力的发展，降低偏食、挑食的风险。

少吃零食

有不少孩子不喜欢吃饭，而对吃零食情有独钟。经常吃零食的孩子，常面黄肌瘦，容易积食。长期无节制地吃零食，对孩子的健康非常不利。人体的消化活动有一定规律，有工作的时候，也有休息的时候。进食后，经过一段时间的消化运动，胃里的食物可以排空，让胃肠进行充分休息，胃内消化液分泌增多，此时再进食就吃得多，消化吸收也好。反之，如果孩子不停地吃零食，会扰乱胃肠道的规律性活动，从而影响其他食物的消化吸收。

零食大多味道鲜美而营养成分常较为单一，常吃零食会影响其他营养素的摄入、消化和吸收，而造成营养失衡，也会发生营养不良。

而且孩子如果常吃零食，会使胃肠处于无规律状态，各种消化酶的分泌出现异常，影响食欲。另外，零食的味道一般都比较明显，如酸、甜、咸等，对小儿的味觉是一种强烈刺激，时间长了使味觉的敏感度下降，吃饭时便会感到嚼在嘴里淡而无味。

事实上，许多爱吃零食、不爱吃饭的孩子背后，都有溺爱孩子的家长。孩子选择食物时只会凭着自己的喜好，而家长如果一味地纵容，孩子就容易出现积食。但让孩子绝对不吃零食也是不可能的事情，零食也分很多种，这就需要家长多注意，要尽量选择对孩子健康有利的零食，如水果、坚果、酸奶等。在不影响正餐的情况下，可以稍微多吃点，而"垃圾食品"则要尽可能少吃。

不可贪吃肉类食物

也许是偏爱肉的味道，也许是家长觉得肉更有营养，爱吃肉的孩子总比爱吃蔬菜的孩子多太多，甚至一口菜都不吃的"完全食肉型"孩子也大有人在。但也有细心的家长会发现，爱吃肉的孩子很容易积食，还爱上火，有时晚上睡觉也不安稳，这让家长伤透了脑筋。

孩子的肠胃尚处于发育阶段，消化功能尚未健全，一次进食太多肉很容易导致营养过剩，难以消化，容易产生积食。而且过多肉类食物的摄入会增加油腻感，减慢胃肠蠕动，导致食物消化不完全而堆积，也会加重孩子的积食症状，还会造成脾胃损伤。此外，食积化热再加上孩子本就偏热的体质，就会出现阳盛火旺，也就是常说的上火。积食上火就可能让孩子出现口角起疱、不肯吃饭、咽喉疼痛等状况，虽然看起来不是什么大毛病，但如果积食上火的同时受到外部侵扰，如风寒以及各类病毒，就会引发感冒、发热等病症。所以家长要注意孩子的日常饮食，做到均衡营养。

调整孩子的饮食结构

现在很多孩子容易积食、脾胃虚，大多与吃肉过多有关。从一定程度上来说，肉类已经不是我们健康的稀缺品，过多的肉类反倒成了孩子健康的威胁，家长要有意识地调整孩子的饮食结构。当然，不是说孩子不能吃肉，肉类富含优质蛋白质和铁、锌等矿物质，对孩子的发育成长很重要。但也不能过多吃肉，偏爱某种食物都有可能造成营养不良，对孩子的生长发育是非常不利的。

为此，家长要尽量帮助孩子养成营养均衡的饮食习惯，多吃一些易于消化吸收的清淡食物，不要一味纵容孩子吃高热量、高脂肪的食物，蔬菜、水果、蛋类等食物也要均衡摄入，保证营养全面、膳食平衡。

经常户外活动

父母要让孩子多参加户外活动或者游戏，可以增进孩子的食欲，增加维生素D合成，促进钙吸收，促进新陈代谢，维持能量平衡，防止儿童肥胖或者消瘦。充分的户外活动还可以促进孩子的体能、智能发展，培养运动习惯，提高睡眠质量，预防近视。

孩子每天可以结合日常生活多做一些锻炼，比如说爬楼梯、收玩具、散步等。对于较高强度的运动或者活动，比如骑小自行车、快跑、攀架、跳舞、球类等游戏可以适当做，尽可能减少做一些静态或久坐活动，比如看电视、玩手机等，2岁以上的孩子每天活动的总时间最好能够达到180分钟，每天户外活动时间最好超过120分钟，其中中等及以上的强度身体活动时间累计最好能超过60分钟。孩子每次久坐时间最好不超过1小时，每天看电子产品时间累计也不要超过1小时，尽量越少越好，这样有利于孩子的健康。

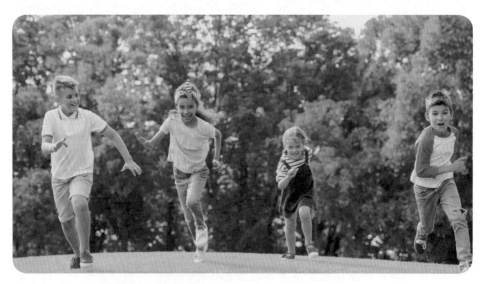

6～18岁学生膳食指南

学龄期是建立健康信念和形成健康饮食行为的关键时期，从小养成健康的饮食行为和生活方式对脾胃终生有益。

2022版《学龄儿童膳食指南》提出了5条核心准则。

让孩子主动参与食物选择和制作，提高营养素养

食育教育、营养素养应该作为素质教育不可分割的一部分，因为我们所有需要的营养都来自各种各样的食物，营养不仅要满足身体的生长发育，同时也关系到智力的发育。而且生命早期的营养是不是合理、是不是充足，直接会影响到成年后是不是健康，因此少年儿童的营养非常重要，我们要强调饮食行为的培养。让孩子学习食物营养相关知识，认识食物，了解食物与环境及健康的关系，了解并传承中国饮食文化；充分认识合理营养的重要性，建立为自己的健康和行为负责的信念。

让孩子主动参与食物选择和制作，会阅读食品标签，和家人一起选购和制作食物，不浪费食物，并会进行食物搭配。比如说在选择包装食品的时候，要去看它的热量，是不是含有添加糖，是不是含有饱和脂肪酸，这对孩子今后成年后学会理智选择食品是有帮助的，从小就要形成这种健康的行为和生活方式。

吃好早餐，合理选择零食，培养健康饮食行为

尽管现在中小学生中不吃早餐的并不多，但如果抛开现象看本质，如果我们观察学生的早餐营养质量，会发现吃不好的差不多能占到一半。而大量的证据表明，吃不吃早餐、早餐的营养是否充足，直接会影响到膳食营养的摄入和学生上午学习的表现，影响到逻辑思维、创造性思维、加减乘除运算的正确率，以及运算的速度，对学生身体的耐力也会带来影响。因此，孩子不仅要吃早餐，而且要吃好早餐。具体细则如下：

- 做到一日三餐，定时定量、饮食规律。
- 清淡饮食、不挑食偏食、不暴饮暴食，养成健康饮食行为。
- 早餐食物应包括谷薯类、蔬菜水果、动物性食物以及奶类、大豆和坚果等食物中的三类及以上。
- 可在两餐之间吃少量的零食，选择清洁卫生、营养丰富

> 的食物作为零食。
>
> • 在外就餐时要注重合理搭配，少吃含高盐、高糖和高脂肪的食物。

天天喝奶，足量饮水，不喝含糖饮料，禁止饮酒

> • 天天喝奶，每天选择 300 毫升以上液态奶或相当量的奶制品。
>
> • 主动足量饮水，每天 800 ~ 1400 毫升，首选白开水。
>
> • 不喝或少喝含糖饮料，更不能用含糖饮料代替水。
>
> • 禁止饮酒和喝含酒精的饮料。

　　喝含糖饮料也是青少年饮食中的一个突出问题，近些年来含糖饮料的消费在儿童青少年当中逐渐增加。大量的证据表明，含糖饮料当中的添加糖如果过多的话，不仅会引起龋齿风险，更会增加肥胖的风险，因此世界卫生组织专门提出来要限制添加糖的摄入。尽管我们国家的儿童青少年当中，添加糖的平均摄入量还没有达到一个比较高的水平，但是增长趋势是非常快的，所以需要预防这样的情况发生。

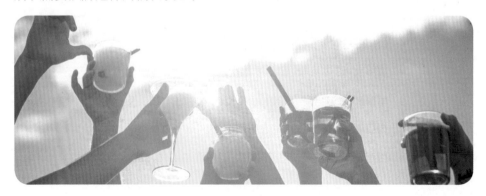

多户外活动，少视屏时间，每天 60 分钟以上的中高强度身体活动

- 每天应累计至少 60 分钟中高强度的身体活动。

- 每周至少 3 次高强度的身体活动，3 次抗阻力活动和骨质增强型活动。

- 增加户外活动时间。

- 减少静坐时间，看视屏时间每天不超过 2 小时，越少越好。

- 保证充足睡眠。

- 家长、学校、社区共建积极的身体活动环境，鼓励孩子掌握至少一项运动技能。

定期监测身体发育，保持体重适当增长

无论是营养不良、微量营养素不足，还是肥胖，本质上都是饮食搭配不合理。肥胖实际上是能量摄入太多，没有及时得到消耗，而其他营养素摄入又不均衡。所以对于肥胖的少年儿童来说，有时并不是营养过剩，只是能量过剩，有些微量营养素实际上还可能存在不足。

- 定期测量身高和体重，监测生长发育。

- 正确认识体型，科学判断体重状况。

- 合理膳食，积极身体活动，预防营养不足和肥胖。

- 个人、家庭、学校、社会共同参与儿童肥胖防控。

脾胃病是百病的源头。

孩子脾胃功能下降，就会影响对营养的吸收，

从而使各个器官缺乏足够的营养供应，导致功能的衰退和病变。

因此，养好脾胃便是孩子身心健康之本。

本章选取了多种孩子常见的脾胃病症，

详细介绍了病症的症状、原因，

并配以实用的中医疗法及生活饮食调养原则，

以期能帮助孩子养好脾胃。

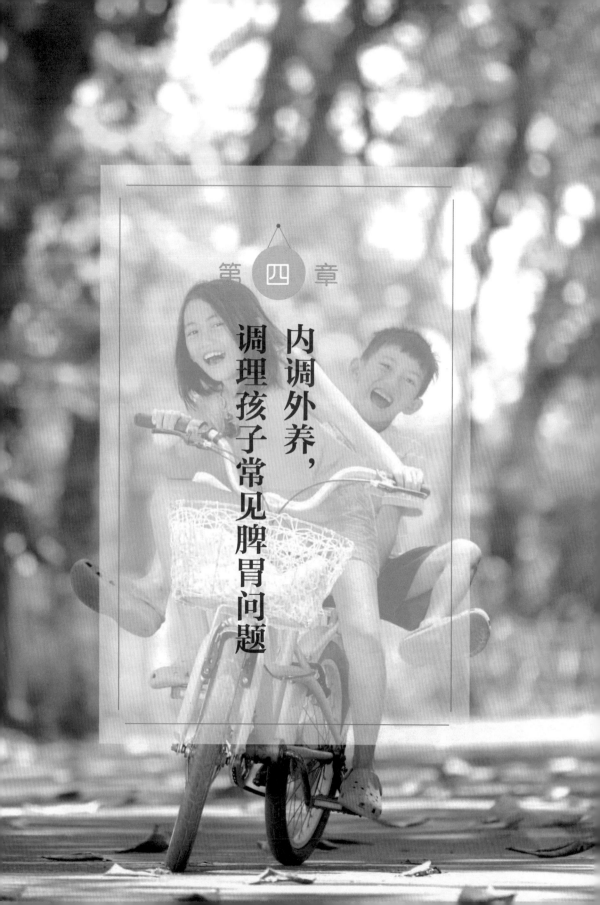

第四章

内调外养，调理孩子常见脾胃问题

腹泻

　　小儿腹泻主要表现为大便次数增多、排稀便和水电解质紊乱。以夏秋季节最为多见，夏季腹泻通常是由细菌感染所致，多为黏液便；秋季腹泻多由轮状病毒引起，以稀水样便多见，无腥臭味。腹泻起病可缓可急，需要对症治疗。腹泻时会消耗大量水分、无机盐和维生素，应注意补充水分、防止脱水。

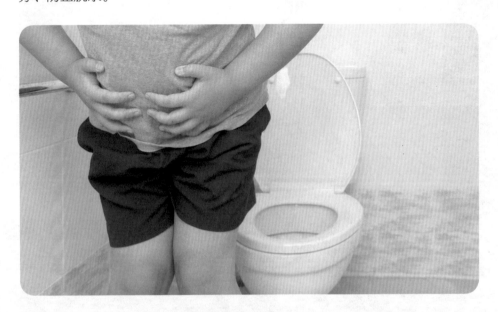

小儿腹泻的原因有哪些

通常孩子腹泻分为感染性腹泻和非感染性腹泻，不同原因引起的腹泻症状各有不同，家长要学会辨别，找到腹泻原因。

感染性腹泻的主要感染途径是消化道，由细菌、病毒等感染性因素引起。细菌感染性腹泻，大便中往往可见黏液，甚至脓血样物质，每次排便量并不多；病毒感染导致的腹泻，往往为稀水样大便，每次排便量很多。

非感染性因素引起的腹泻，大部分是食源性的。消化不良引起的腹泻，会表现为大便中有原始食物颗粒，不伴发热，偶有呕吐；过敏性腹泻，会在食用某食物后出现，多有反复，与进食有关。

此外还有一种生理性腹泻，称为"母乳性腹泻"，是由母乳中含有的致腹泻物质引起的，且从母乳喂养开始就有腹泻。但孩子的精神、食欲及体重增长等都正常，这种腹泻是正常的，可不做处理。

孩子腹泻时饮食应该注意什么

患病孩子要注意补充水分和营养；应给孩子进食无粗纤维、低脂肪的食物，这样可以使孩子的肠道减少蠕动，使营养成分更加容易被吸收；食物应以软、烂、温、淡为原则。如果孩子腹泻很严重，医生可以给孩子静脉补液。

这些食物可多吃

①母乳。对于母乳喂养的孩子，不必停食或减食，孩子想吃奶就可以喂奶。

②容易消化的流质食物。如糖水、米汤、果汁等，可以补充水分和能量，可以给孩子喂食。妈妈可以将苹果榨成果汁给孩子食用，苹果果胶能吸附毒素和水分，对治疗腹泻有很好的疗效。

③半流质食物。病情好转后，可以给孩子喂食少渣、容易消化的半流质食物，如麦片粥、鸡蛋羹、面条等。

这些食物要忌食

①生冷和刺激性食物。生冷瓜果、凉拌菜等生冷和辣椒、芥末等刺激性食物对肠道有刺激，孩子腹泻不能吃。

②可能导致腹胀的食物。豆类制品、过多的牛奶等都可能使肠内胀气，会加重腹泻。有些孩子可能会因为不能消化牛奶中的乳糖而导致腹泻，因此腹泻时要暂停含乳糖的乳制品，等孩子病好后再慢慢给孩子食用，直到孩子渐渐适应。但酸奶含有乳酸杆菌，能抑制肠内有害细菌，而且不含乳糖，可以食用。

③高糖食物。糖果、巧克力、甜点等含糖量较高，会引起发酵而加重胀气，因此要少吃。

④高脂食物。奶油、肥肉、油酥点心等高脂肪类食物，孩子常因摄入的脂肪未消化而导致滑肠，造成腹泻。

⑤难消化的食物及"垃圾食物"。以油炸、烧烤方式制作的食物很难消化，会造成腹泻。方便面、腌菜、火腿、香肠等"垃圾食物"含有有害成分，肠道会自动排出这些有害物，因此会导致腹泻。

理性进食不强迫

孩子腹泻，与之密不可分的就是饮食了，所以腹泻患儿的饮食是家长需要格外用心的。但有些妈妈认为，孩子不进食不就不腹泻了吗？实际上，孩子不吃不喝，排泄是减少了，但病菌也排不出去了，病菌滞留体内，不但腹泻好不了，还会加重病情。所以孩子腹泻时，尽量不禁食。

不过，家长也不能强迫孩子吃东西，尤其是孩子没有食欲、不想吃东西的时候，少量多餐甚至暂停一餐都是可以的。等孩子胃口转好后，家长再根据其具体情况来准备食物。如果是正在适应辅食的患儿，可暂停辅食或减少次数与辅食量，等孩子腹泻好了之后，再慢慢开始添加；如果是年龄稍大一些的患儿，家长可以给孩子准备一些清淡的、健脾养胃的食物，如米汤、稀粥、烂面条等。一定不要吃油腻食物，也不要吃高蛋白、高营养的食物，否则很可能会加剧腹泻，不利于孩子肠胃的修复。

辅助调养餐

牛肉糯米粥

粳米50克，糯米20克，核桃粉20克，牛肉20克。粳米、糯米洗净，加水浸泡；牛肉清水煮熟后剁碎。粳米和糯米同煮粥，待米熟时放入牛肉、核桃粉，煮至黏稠，加少许盐调味即可。本品有助于补充热量和蛋白质，舒缓腹泻症状。

茯苓山药粥

茯苓、山药各6克，大米、小米各20克。将茯苓、山药洗净，焙干，研成细粉备用；大米、小米淘洗干净。锅置火上，加适量清水，放入小米、大米，加入茯苓粉、山药粉，用小火炖至米烂成粥即可。本品健脾养胃，祛湿止泻。

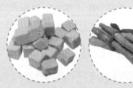

按摩缓解小儿腹泻的症状

按摩腹部

让孩子平躺，家长将双手摩擦至温热，然后逆时针给孩子摩腹3分钟。摩腹之后，可以再揉肚脐1分钟。再用拇指指腹以顺时针方向揉按天枢80~100次。有利于补充肚子的元气，让肠胃早点恢复正常功能。

补脾经

家长一只手握住孩子手掌，另一手的拇指按住孩子拇指末节的螺纹面，顺时针或逆时针方向揉300次即可。推动时尽量要有节律，频率每分钟200～300次。补脾经可以健脾胃、补气血。

揉龟尾

用拇指指端以顺时针方向回旋揉龟尾100次。揉龟尾具有止泻之功，治疗各种泄泻。

日常怎么护理

有时候无论家长照顾得多么精心细致，孩子还是会经历几次腹泻，而且大部分情况都是需要在家中遵循医嘱服药和护理就可以了。所以，家长掌握一些护理腹泻患儿的知识是很有必要的。

不能盲目止泻

很多家长看到孩子腹泻、身体虚弱，出于担心就会给孩子采取止泻措施。其实，腹泻是肠道排泄废物的一种保护性反应，孩子通过腹泻可以排出病原体等有害物质。所以，腹泻并不一定就是坏事。

治疗腹泻的重点是找到引起腹泻的原因，再对症下药，并不是单纯止泻，否则容易导致病原体、毒素、代谢物等滞留于肠内。例如孩子患有细菌性肠炎，其肠道内致病细菌造成肠黏膜损伤，引起脓血便，如果此时盲目止泻，肠道内大量细菌和毒素就会留在体内，有可能引起毒血症或败血症等病症。因此，家长在不知道病因的情况下，不要盲目止泻。

认真观察孩子的病情变化

家长在做好以上护理的同时，还要细心观察孩子的病情变化，尤其是孩子腹泻及呕吐的次数；大便的性状，如大便颜色、有无黏液等；孩子的精神状态，是否烦躁、嗜睡等；小便的频率以及尿量的多少，是否有口干、口渴等脱水现象。

需要特别提醒家长的是，经过观察后，如果发现孩子有病情加重的现象，或者孩子大便量多且呈水样便，甚至用肉眼就可以看见大便中的黏液或血丝，应立即送医，以免病情加重，耽误治疗。

注意补水，谨防脱水的发生

一般来说，腹泻不是严重的病症，但在孩子呕吐和腹泻的过程中，因为细胞外液量多于细胞内液的体液特点，会丢失很多细胞外液，比成人更容易发生脱水，如果脱水现象严重，还有可能造成大脑损伤。因此，孩子腹泻后，家长务必要给孩子补充足够的水分。

家长必须注意，此时补充的水分并不是白开水，因为白开水中不含电解质，达不到补液的目的。家长可以自制补液水，即500毫升白开水中加入细盐1.75克、白糖10克，混合而成。对于尚未发生脱水的患儿，腹泻不久就开始喂自制补液水，可以防止或减少脱水。当患儿出现精神差，皮肤干燥，眼窝、前囟稍有凹陷，哭时有泪，口腔黏膜稍干燥、尿量稍减少等现象时，就说明孩子已经轻度脱水，家长更要坚持给孩子服用补液水，以缓解脱水症状。

注意孩子的便后清洁

孩子皮肤娇嫩，尤其是婴幼儿，而腹泻时的大便不同于正常大便，酸性比较强，且大便次数多，如果不及时清洁，对孩子的皮肤就会产生刺激，因此孩子每次大便后，家长都要把孩子整个臀部及外阴部冲洗干净，并用清洁干燥的软毛巾吸干水分，再涂抹上凡士林或其他润肤露。如果是年龄较小的孩子，需换上清洁、柔软的尿布，这样可以有效防止发生臀红以及泌尿系统感染。如果已经形成红屁股，可涂抹鱼肝油。

避免交叉感染

因为引发腹泻的原因分为感染性和非感染性，这也就要求家长在照护孩子的时候，应注意避免发生交叉感染。在医院就诊时尽量不串病室、不坐他人床铺，以免病菌侵入孩子体内而加重病情。对孩子的餐具、衣服、玩具等分类消毒，并保持清洁。此外，大多数感染性腹泻都是由于手接触了感染源，所以家长要加强对孩子个人卫生的监督，做到饭前便后洗洗手。

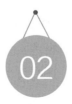

腹痛

腹痛指胃脘以下、脐之两旁及耻骨以上部位的疼痛。其中，发生在胃脘以下、脐部以上部位的疼痛，称为大腹痛；发生在脐周部位的疼痛，称为脐腹痛；发生在小腹两侧或一侧部位的疼痛，称为少腹痛；发生在下腹部正中部位的疼痛，称为小腹痛。

腹痛为小儿常见的临床证候，可见于任何年龄与季节。许多疾病均可引起腹痛，因婴幼儿不能诉说或表述不清，故婴幼儿腹痛常表现为啼哭，因此必须详细检查，以免贻误病情。

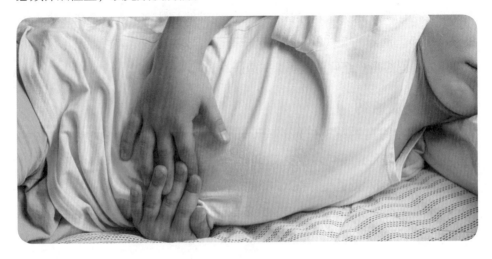

引起小儿腹痛的常见原因有哪些

引起小儿腹痛的原因较多，主要与腹部受寒、乳食积滞、胃肠热结、脾胃虚寒和瘀血内阻等有关。病位主要在脾、胃、大肠，亦与肝有关。病机关键为脾胃肠腑气滞，不通则痛。

腹部中寒

小儿脏腑娇嫩，形气未充，且寒温不知自调，可因衣被单薄，腹部受寒，或过食生冷寒凉之品，邪客胃肠，导致寒邪凝滞，气机不畅，经络不通，不通则痛，引发腹痛。

乳食积滞

小儿脾常不足，易为乳食所伤，加之乳食不知自制，若喂养不当、乳哺不节，或暴饮暴食，或过食不易消化之物，导致乳食积于中焦，脾胃运化失常，气机壅塞不通而出现腹胀、腹痛之症。

胃肠热结

乳食停滞，日久化热，或恣食肥甘、辛热之品，胃肠积滞，或感受外邪，入里化热，均致热结阳明，腑气不通而成腹痛。

脾胃虚寒

小儿稚阳未充，若先天禀赋不足，素体阳虚，或过用寒凉攻伐之品，损伤脾胃，或病后体质虚弱，中阳不振，则寒自内生，脏腑、经脉失于温煦，气机不利，血脉凝滞，而出现腹痛。

瘀血内阻

因跌打损伤，或术后腹内经脉损伤，瘀血内留；或久病不愈，瘀阻脉络，均可导致气机不利，血运受阻而腹痛。

本病病初多以实证为主，若素体虚弱或病久致脏腑虚损者，呈现虚实夹杂或虚多实少之证。

小儿腹痛时该怎么饮食

孩子腹痛，饮食要清淡、易消化，油腻的、多渣滓的食物尽量少给孩子喂食。可以多给孩子喂食富含优质蛋白质的鱼、瘦肉、蛋类等。腹痛时，还应注意饮食卫生，不吃生冷食物及隔夜食物。

这些食物可正常吃

①母乳。如果孩子原先是采用母乳喂养的，应该继续用母乳喂养。

②有益于调养胃肠的食物。如苹果、石榴皮、山药、莲子、陈仓米、栗子、荔枝、芡实、藕粉、猪肚等。

这些食物要忌食

①油炸食物。用炸、爆、煎的方式烹调的食物。

②不新鲜食物。生冷食物及隔夜食物。

③其他食物。外卖或快餐。

辅助调养餐

①胡萝卜汁

生胡萝卜250克。生胡萝卜捣汁或微炒水煎，少量多次服用。适用于乳食积滞性腹痛。

②大蒜汁

大蒜适量。每次用大蒜2~4克，用300毫升水煎取汁，每日服3次。可治受风寒引起的腹痛。

按摩缓解腹痛

①揉一窝风，揉外劳宫，补脾经，推三关，摩腹，拿肚角。用于腹部中寒型。

②补脾经，顺运八卦，推四横纹，揉板门，清大肠，揉中脘，揉天枢，分腹阴阳，拿肚角。用于乳食积滞型。

③顺运八卦，清胃经，退六腑，推四横纹。用于胃肠热结型。

④揉外劳宫，补脾经，顺运八卦，补肾经，推三关，揉中脘，按揉足三里。用于脾胃虚寒型。

日常怎么护理

- 注意饮食卫生，避免多食生冷。

- 注意气候变化，防止感受外邪，避免腹部受凉。

- 剧烈或持续腹痛者要卧床休息，及时检查腹部体征，并做必要的辅助检查，以利鉴别诊断和及时处理。

- 根据病因，给予相应的饮食调护。

- 虚性、寒性腹痛者，应温服或热服药液；呕吐者，药液要少量多次分服。

发热

发热是小儿最常见的症状，尤其是幼儿。引起孩子发热的原因最常见的是呼吸道感染，如上呼吸道感染、急性喉炎、支气管炎、肺炎等；也可以由小儿消化道感染，如肠炎、细菌性痢疾引起；其他如泌尿系统感染、中枢神经系统感染；麻疹、水痘、幼儿急疹、猩红热等也可以导致发热。

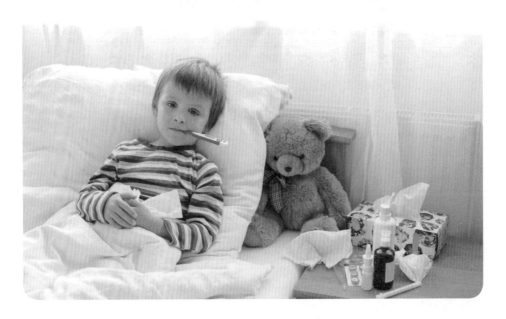

怎样判断孩子是否发热

小儿正常体温常为肛温36.5～37.5℃、腋温36～37℃。若腋温超过37.4℃，且一日间体温波动超过1℃以上，可认为发热。低热是指腋温为37.5～38.0℃，中度热38.1～39.0℃，高热39.1～40.0℃，超高热则为41℃以上。发热时间超过两周为长期发热。

孩子发热初期易被忽略的小信号

孩子发热初期，大多有一些容易被忽略的小信号。发现并积极应对这些小信号，就能将发热扼制在萌芽状态。

打喷嚏

孩子发热，最早出现的预警信号就是打喷嚏。怎样才能防止孩子从打喷嚏发展到发热呢？家长要根据天气的变化以及孩子的情况，及时给孩子增减衣物。给孩子增减衣服的原则就是：顺其自然，春捂秋冻，夏单冬暖，并根据孩子的身体状态酌情增减。

给孩子穿衣服的具体标准：先摸摸孩子的手和脚，如果孩子手脚偏凉，那就说明给孩子穿少了，阳气不能到达四肢末端；然后再摸摸孩子的后背，如果孩子的后背有汗，说明给孩子穿多了，导致他的阳气太过，并往外蒸腾汗液。因此，孩子穿衣服的标准是：手脚温暖，后背干爽温和。

孩子开始打喷嚏，怎么办？

如果孩子开始打喷嚏了，这时邪气刚刚侵入皮肤，还没立稳脚跟，可给孩子喝一碗姜汤，身体会借助姜汤通透、往外走的力量，将邪气赶出去。邪气一走，自然就不会发热了。

鼻塞

如果说打喷嚏是孩子发热的预警信号，那鼻塞就是正式拉响警报。如果孩子出现了鼻塞，可以用葱白煎水，倒入杯子里，然后用一张白纸将杯子盖严，用针在纸上扎个洞，让孩子去嗅，有助于打通孩子鼻窍。

流鼻涕

流鼻涕是身体的一种自我防卫反应，可以将邪气通过鼻腔往外排。如果邪气是风寒性的，流的就是清鼻涕；如果邪气是风热性的，流的就是黄鼻涕。这就是风寒发热或风热发热的特征之一。

孩子流清涕，可以喝生姜红糖水；孩子流黄涕，可取两三瓣大蒜，将其拍碎，最好有点拍黏的感觉，有汁液被拍出，晚上睡觉前，将拍过的大蒜敷在孩子脚底，穿上袜子即可，第二天早上孩子的鼻涕就会变淡变稀。不过，大蒜有一定的刺激性，最好在孩子临睡时进行。

选择合适的降温方法

体温38.5℃以下，先物理降温

发热是人体的自我保护机制之一，对于大多数3个月以上的孩子而言，发热本身并不危险。作为家长，需要做的是定时测量孩子体温，并详细记录，同时细心观察孩子的身体反应，做好退热护理。如果孩子腋下温度在38.5℃以下，表现出来的精神状态良好，进食、活动也没有受到很大的影响，就没有必要使用药物退热，可以先为孩子物理降温试试。温水擦浴、温湿敷是常用的物理降温方法，家长可以参考。

①温水擦浴。温水擦浴是利用温水接触皮肤，通过蒸发、传导作用增强机体散热，达到降温目的的一种物理退热方式。在给孩子擦浴前，家长可先将室温调至26℃；准备一盆32 ~ 34℃的温水；将冰袋置于孩子头部，以防擦浴时

表皮血管收缩、头部充血；将热水袋置于足底，避免患儿寒战及不适。

做好上述准备工作后，解开孩子的衣物，将小毛巾浸湿后拧至半干，缠于手上，以离心方向分别擦拭孩子的上肢、下肢、背部。每侧肢体或背部时间为3分钟，全过程不超过20分钟。擦拭过程中，禁止擦胸前区、腹部、后颈、足心。擦拭后，用浴巾擦干孩子皮肤，撤去热水袋，协助患儿取舒适体位。半小时后为患儿复测体温，若体温降至38℃以下，取下头部冰袋。

②温湿敷。温湿敷指的是用温热毛巾敷于身体部分部位（通常是额头），可致皮肤血管扩张，利于体内热量散出的一种物理退热方式。具体操作为：准备好30℃左右的温水，将毛巾打湿，拧至半干后叠好，放在孩子的额头上。隔10 ~ 15分钟换一次毛巾。

不要给孩子用酒精擦浴。因为酒精在蒸发过程中会带走皮肤表面的热量，使皮肤收缩，出现寒战反应，更不利于体内热量散发。而且孩子的皮肤很娇嫩，酒精刺激可能造成皮肤过敏，甚至发生酒精中毒。

体温 38.5℃以上，需用退热药或就医

如果经过物理降温，孩子体温仍然无法降低，或体温连续3天超过38.5℃，则需要使用退热药。常用的退热药是美林或布洛芬，具体用量应在医生的指导下使用，家长切不可自行用药。

退热药的起效需要一个过程，一般在半小时到2小时之间。服药后要注意观察患儿的体温和表现，不要急着加药或换药，以免引起药物过量。很多人为了快速降温，不到间隔时间就再次服同种药，或者同时服用其他的退烧药，这样做容易造成退热药蓄积，损伤肝肾。

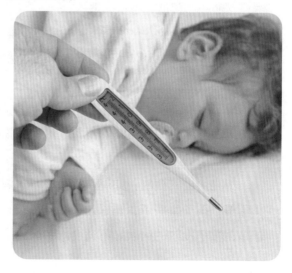

当体温降到38.5℃以下时，机体的免疫保护机制得到恢复，可通过物理降温措施调节。此时可以停药，以减少药物对孩子身体的损伤。

如果用药3次无效，请及时就医。如果不能明确引起孩子发热的原因，也应及时就医，以免延误治疗时机。

孩子发热时该怎么饮食

孩子发热的时候，饮食以流质为主，如奶类、米糊、少油的荤汤等。孩子体温下降、食欲好转时，可改为半流质，如蛋花粥、肉末菜粥、面条或软饭，并配一些易消化的菜肴，如清蒸鱼等。饮食以清淡、易消化为原则，少量多餐。孩子发热的时候最好给孩子喝大量的温开水或者清凉的饮料，以帮助孩子减轻发热的症状。

这些食物可喂食

①流质或半流质食物。如牛奶、豆浆、粥、汤、汤面等，可每隔2~3小时给患儿喂食。

②富含维生素并有利于降热的蔬菜、水果。如白菜、番茄、萝卜、绿豆、茄子、黄瓜、冬瓜、藕等。

③有利于治疗发热的肉类。如乌鸡、鲤鱼、鳝鱼等。

上述这些食物可以通过适当的烹饪方法，做给孩子吃。

这些食物要忌食

①海鲜和过咸或油腻的菜肴。这类食物可能会引起过敏或刺激呼吸道，加重症状。

②高蛋白的食物，如鸡蛋等。许多妈妈都觉得鸡蛋是补品，非常富有营养，孩子生病了，妈妈为了给孩子补充营养，总会给孩子吃鸡蛋。但是，孩子发热的时候是不适合吃鸡蛋的。因为鸡蛋的蛋白质含量高，

发热的孩子吃了鸡蛋，机体内的热量会大大增加，这样反而不利于孩子散热。

注意水分的补充

孩子发热时，由于体温偏高，再加上出汗增多，体内往往会流失很多水分。多喝水可以有效弥补体内流失的水分，多生成的尿液和汗液也可以带走大量的热，帮助患儿降温。

给孩子喂水应注意少量多次，经常性地让孩子喝一定量的水，而不是一次性让孩子多喝。孩子的饮水应以白开水为主，且建议家长们根据孩子的体重进行补水，一般来说，只要不超过体重的15%就可以了。

不强迫进食

孩子发热时，有些家长往往认为发热会消耗营养，即使孩子胃口不好，也会想方设法让孩子进食，有的还拼命给孩子吃高营养食物。其实，这种做法只会适得其反，不仅不能促进食欲，而且还会影响孩子的心情，甚至引起呕吐、腹泻等，使病情加重。

发热过后需补充优质蛋白质

孩子发热期间，不宜让孩子进食高蛋白的食物，以免加重孩子身体负担，增加内热。但是当孩子发热期过去后，家长则需要酌情给孩子适量补充优质蛋白质，以补充孩子身体能量的消耗。家长可以为孩子准备一些清淡稀软的食物，如鱼汤、瘦肉汤、蛋羹、牛奶粥等。

辅助调养餐

荸荠汤

荸荠300克，冰糖适量。荸荠去皮磨碎，加水1000毫升及冰糖，煮熟放温频饮。可止渴、退热，适用于宝宝长期发热。

甘蔗汁

甘蔗适量。将甘蔗去皮，榨汁，代茶饮或加热温服。一日2~3剂。可生津、退热。

牛蒡粥

粳米50克，牛蒡子10克，冰糖适量。将牛蒡子洗净，水煎取汁弃渣。药汁倒入锅中，加粳米，兑水适量，以常法煮成粥，加冰糖调味。牛蒡子可疏散风热、清热解毒、利咽消肿，对发热有一定的辅助治疗效果。

绿豆薏米粥

百合10克，绿豆20克，薏米30克，冰糖适量。薏米、绿豆洗净，清水浸泡，百合洗净掰开，三种材料共煮成粥，待粥成加适量冰糖即可。此粥具有清热解毒、消肿散结、健脾利湿、润肺安神的功效。

孩子高热惊厥的急救方法

家长最担心的就是小儿惊厥，孩子惊厥时的状态很吓人，眼睛会向上翻，甚至抽搐。家长一看孩子抽搐，心都被揪住了，这给家长的心理压力很大。

中医认为，小儿惊厥通常是因为外感风邪，内挟痰滞，热入心包经，以致气乱神昏。家长不要害怕，惊厥只是一个结果，把体内的邪火清掉了，惊厥一般就不会再发生了。孩子如果突发高热惊厥，小儿推拿可以急救，调理时以清泻心火为主。

掐人中

人中穴为急救休克要穴，适用于任何原因引起的孩子惊风、昏厥、休克。

取穴：鼻唇沟的上1/3与下2/3的交界处。

操作：用拇指指尖掐孩子的人中穴，每分钟掐压20～40次。

清心经

清心经有清热泻火的功效。

取穴：中指掌面指根到指尖成一直线。

操作：用拇指指腹从孩子中指指根向指尖方向直推心经20～50次。

日常护理注意事项

孩子反复发热，要查明病因再处理

提及发热，很多家长首先想到的就是感冒，因此很多时候都会当作感冒处理。事实上，除了感冒外，还有很多疾病会导致孩子发热，如果处理不当，则易致孩子病情反复。

孩子反复发热，父母应综合孩子的其他症状表现，在专业医生的指导下，找出让孩子发热的根本原因，然后再对症调理。例如孩子是因为积食引起的发热，则应该先消食去积，孩子的发热症状也会随之消失。

发热期间不宜捂，以防高热惊厥

孩子心脏力量较弱，每次心脏搏动到达手脚末端的血液少，平日会出现手脚偏凉于身体的现象。发热时，身体会动用更多的血液到体内重要脏器，导致手脚越发偏凉。如果盲目使用捂的方式给孩子发汗降温，反而会使孩子体温短时间内急剧上升，甚至可能引起高热惊厥、脱水等。因此，家长在小儿发热时，最好不要"捂"，相反还应给孩子换上轻薄、透气、宽松的衣服，以帮助散热。

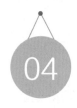

反复感冒

小儿感冒多以病毒性感冒为主，主要症状有鼻子堵塞、流鼻涕、咳嗽、嗓子疼、发热、疲倦等。此病全年均可发生，以气候骤变及冬春时节发病率较高，任何年龄小儿皆可发病，婴幼儿及学龄儿童较为常见，潜伏期一般2～3天，可持续7～8天。

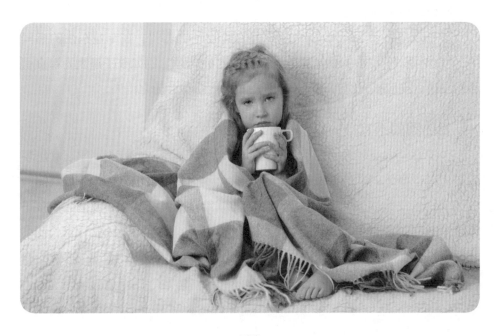

孩子抵抗力差容易反复感冒

孩子容易患感冒，首先与他们机体的生理特点、免疫系统发育不成熟有关。孩子的鼻腔狭窄，黏膜柔嫩，黏膜腺分泌不足，较干燥，对外界环境的适应和抵抗能力较差，容易发生炎症。早产儿、有先天性缺陷或疾病的孩子，比如心肺功能不全，特别是患有先天免疫性疾病时，护理稍有失误就可能发生感冒。

家长的喂养和护理方式直接关系着孩子的健康状况。由于孩子生长发育快，那些因缺少母乳而采取人工喂养的孩子，以及过于偏食、厌食的孩子，营养不良或不均衡，可能引起不同程度的缺铁、缺钙或维生素及蛋白质摄入不足。铁、锌和蛋白质等营养成分对免疫系统的各种球蛋白的合成以及促进免疫细胞成熟、分化均起着重要作用，影响孩子机体的抵抗能力；身体缺乏维生素A，造成呼吸道上皮细胞纤毛减少、消失，腺体失去正常功能，溶菌酶和分泌的免疫抗体明显减少，屏障功能减退，会导致感染发生；钙摄入不足可致小儿佝偻病，导致抵抗力低下，易受病毒、细菌感染。低钙可导致呼吸道上皮细胞纤毛运动减弱，使呼吸道分泌物不易排出。

另外，很多家长习惯给孩子多穿，认为穿得多才不至于受凉。事实上，孩子新陈代谢快，如果穿得过多，孩子身体里的热量无法及时被发散出去，容易出汗、长热疹，孩子出汗后如果遇到冷风，则很有可能感冒。

孩子容易感冒，与周围环境不良也有直接的关系，例如有的家庭居住条件较差，阴暗潮湿；有的室内温度过高或过低；有的家庭喜欢终日将门窗紧闭，空气不流通；有的家庭成员嗜好吸烟，烟尘污染严重。环境不良、空气混浊，对呼吸道危害很大，是诱发孩子感冒的重要原因。

反复感冒的孩子饮食注意事项

感冒时，饮食宜清淡、少油腻、富含维生素为佳，既满足营养的需要，又能增进食欲。可供给白米粥、小米粥，配合甜酱菜、榨菜或豆腐乳等小菜，以清淡、爽口为宜。少吃荤腥食物，特别忌食滋补性食品。

这些食物可多吃

①母乳。对婴幼儿的喂养最好使用母乳，因为母乳不仅是孩子身体和智力发育的最佳食物，还具有防止感冒的功效。

②富含维生素A、维生素C的食物。缺乏维生素A是易患呼吸道感染疾病的一大诱因，所以孩子感冒了，家长要多给孩子喂食含维生素A丰富的食物。富含维生素A的食物有胡萝卜、苋菜、菠菜、南瓜、红黄色水果、动物肝、奶类等。富含维生素C的食物，如各类蔬菜和水果，可以间接地促进抗体合成，增强身体免疫功能。

③富含锌的食物。如果人体内的锌元素充足，就可以抵抗很多病毒，因此补充锌元素很重要。肉类、海产品和家禽含锌最为丰富。此外，豆类、硬果类以及各种种子亦是较好的含锌食物。

④富含铁质的食物。体内缺乏铁质，可引起T淋巴细胞和B淋巴细胞生成受损，免疫功能降低，难以对抗感冒病毒。可选择动物血、奶类、蛋类、菠菜、肉类等食物进行补铁。

⑤有利于防治流感的食物。生姜、葱白、菊花、豆豉、香菜、大蒜等食物可以防治小儿流感，可以多给孩子烹饪喂食。

这些食物要忌食

荤腥食物、滋补性食物。

辅助调养餐

葱白粥

葱白20克，粳米适量，生姜片3～5片。把粳米煮粥，将葱白放在粥中一起煮开，再放入生姜片煮10分钟即可。趁热服用。葱白有发汗散寒的作用，和粳米煮粥共食很适合调理脾胃。

鳕鱼鸡蛋粥

粳米15克，鳕鱼肉30克，土豆20克，上海青10克，鸡蛋黄1个，奶油50克，鲜高汤100毫升。先将大米洗净，加水浸泡后磨成米浆；土豆洗净，去皮，剁碎；鳕鱼洗净，蒸熟后剁碎；上海青洗净，沥干水，剁碎。在煎锅里放奶油，化开后先炒鳕鱼肉、土豆、上海青，再倒入米浆和鲜高汤小火熬煮，最后将蛋黄打散放进去煮熟即可。此粥含维生素A、维生素D等营养元素，对因感冒引起的消化不良有很好的辅助调理作用。

橘子稀粥

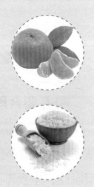

大米10克，新鲜橘子30克。先将橘子剥皮，取2瓣切碎，入榨汁机中榨汁，稍微加热，备用；大米洗净后，入锅，加80毫升温水熬煮。粥熬煮好后，将橘子汁用纱布过滤后倒入粥中，搅拌均匀后，即可喂宝宝食用。此粥富含蛋白质、维生素C、维生素B1以及微量元素，能增强宝宝体质，提高免疫力，促进新陈代谢，预防体温下降。

中医按摩、艾灸、刮痧治感冒

按摩

①揉一窝风：祛风散邪，防治感冒。

取穴：手背腕横纹正中凹陷处。

操作：用拇指端按揉一窝风100～300次。

②揉小天心：清热安神，防治感冒。

取穴：手掌大小鱼际交接处凹陷中。

操作：用中指端揉小天心100～300次。

灸法

取大椎、风门、肺俞。用艾炷1~2壮，依次灸治，每穴5~10分钟，以表面皮肤潮热为宜，一日1~2次。用于风寒感冒。

刮痧疗法

取前颈、胸部、背部，首先涂抹刮痧油，刮拭5~10分钟，均以操作部位发红出痧为宜。适用于3岁以上体质壮实儿童。用于暑邪感冒、风热感冒。患皮肤疾病的儿童忌用。

日常怎么预防孩子反复感冒

喂养要合理化

在给宝宝添加营养的时候，不要出现营养过剩或不足的情况，这都是对孩子健康有影响的，也不利于疾病恢复。一定要做到合理搭配，蔬菜与水果可以吃，主食不要太单一，这样起到的预防效果更好一些。

居住环境要注意

宝宝生活的环境要干净安全，不要让他们被动吸入烟雾、灰尘等，以免环境污染对宝宝的健康造成更大的伤害。

口腔要保持清洁

需要让宝宝每天刷牙两次，吃过饭以后及时漱口，以预防咽部感染症状的发生，造成二次感冒。

适量运动非常有必要

让孩子做温室里的花朵并不是给予他们的最好的保护，而应该在各种适合孩子的运动中，让其锻炼好身体，从而拥有更好的抵抗力。

春冬两季，着重预防孩子得流感

春冬两季气候变化多端，忽冷忽热，体质差的孩子就很容易得流感，因此做好流感预防很有必要。家长只需为孩子做几个小动作，就能简单有效地预防流感。

- 干洗脸。两手掌快速互搓，以发热为度，然后用擦热的手掌按住前额，先顺时针环摩面部 50 下，再逆时针环摩面部 50 下，使面部有温热感。
- 搓揉耳垂。用双手拇指和食指搓揉双侧耳垂，反复操作 1 ~ 3 分钟，以耳垂发热为度。
- 推擦鼻部。用两手食指在鼻梁两侧做快速上下推擦，用力不要过重，以局部产生的热感向鼻腔内传导为度。
- 按揉合谷。合谷位于拇指和食指之间，在第 2 掌骨桡侧中点，用拇指指腹按揉 50 下。

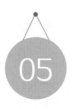

咳嗽

　　小儿咳嗽是一种防御性反射运动，可以咳出异物，防止支气管分泌物的积聚，清除分泌物，避免呼吸道继发感染。任何引起呼吸道急、慢性炎症的病症均可引起咳嗽，如急性上呼吸道感染、鼻炎、鼻窦炎、哮喘、异物吸入等，应辨明病因，对症治疗。对于有痰的儿童，不能使用止咳药，可给予化痰止咳的药物和食物，并观察孩子是否能顺利排痰。其间应注意室内卫生，保持冷暖、干湿度适宜，防止烟尘及特殊气味刺激；外出应戴口罩；饮食清淡，忌食辛辣刺激性食物。

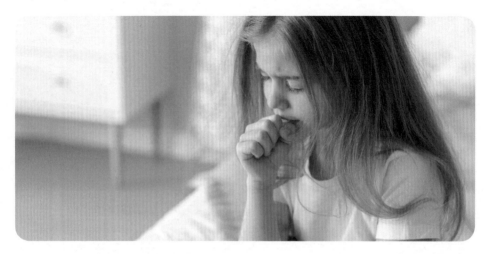

孩子咳嗽，也许只是一种预防机制

当呼吸道受到病菌侵袭或吸入异物、分泌物时，为了排出这些刺激，机体会自发地出现咳嗽的症状。呼吸系统表面的黏膜上布满了分泌腺和细小绒毛，当呼吸道黏膜受到刺激时，分泌腺会相应增加分泌物，连带着呼吸道黏膜上的绒毛加速摆动，使分泌物排出肺部。而在绒毛摆动的过程中，呼吸会加速，气流快速喷出，咳嗽就产生了。

由此可见，咳嗽是人体的一种预防机制，具有消除呼吸道刺激因子、抵御感染的作用。如果强行压制咳嗽，气管内的异物排不出来，反而会诱发更严重的疾病。所以当孩子咳嗽时，家长不要惊慌，如果只是偶尔咳嗽，无异常情况，则不需要做特别的处理。

孩子仅出现清晨和夜间咳嗽，多半与上呼吸道有关，特别是与鼻炎、腺样体肥大相关。夜间平躺睡觉，鼻部或鼻后部腺样体分泌的分泌物会倒流进入咽部，当积存一定量后就会出现咳嗽，时间往往是半夜或清晨。白天这些部位的分泌物会逐渐通过流涕或吞咽过程而消耗，因此不会出现明显的咳嗽。

孩子哪种咳嗽家长需要立即送医

下面这些咳嗽情况，父母可以自己解决

- 暂时性的、轻微的咳嗽，而且很快就好了。
- 孩子虽然咳嗽、发热、流鼻涕，但精神尚好。
- 孩子咳嗽、痰多、轻微喘，但不发热，精神好，食欲和睡眠几乎没有受到影响。
- 紧张或运动后的轻微咳嗽。
- 突然外出，吸入冷空气或灰尘、烟雾等引发的咳嗽。

若出现这些情况，要及时将孩子送医

- 持续咳嗽 1 周以上。

- 频繁咳嗽，孩子食欲受到影响。

- 夜间咳嗽，难以入睡。

- 声音嘶哑，脾气变得暴躁。

- 持续发热，特别是小于 3 个月的孩子。

- 小于 3 个月的孩子持续咳嗽了几个小时。

- 喉咙好像被什么东西堵住了一样，剧烈咳嗽。

- 呼吸比平时急促很多，甚至出现呼吸困难的状态。

- 嘴唇、脸色或舌头颜色变暗紫色。

- 由于剧烈咳嗽而呕吐，不能吃、不能喝。

- 咳嗽后喘得厉害。

- 咳嗽出血。

孩子咳嗽时饮食应注意什么

孩子咳嗽时，一定要多给其提供清淡、营养丰富、含水分多的食物。以新鲜蔬菜为主，适当吃豆制品，可进食少量瘦肉或禽、蛋类食物。食物烹调以蒸煮为主。风寒咳嗽的孩子应吃一些温热、化痰止咳的食物；风热咳嗽的孩子内热较大，应吃一些清肺、化痰止咳的食物；内伤咳嗽的孩子则要吃一些调理脾胃、补肾、补肺气的食物。

这些食物可多吃

①有助于止咳化痰的食物。如杏、杏仁、梨、橘子、枇杷、罗汉果、柿子、甘蔗、胡桃仁、百合、荸荠、冬瓜籽、银杏、萝卜、无花

果、橄榄、银耳、竹笋、海蜇、蜂蜜、冰糖、饴糖、丝瓜、猪肺、鸡蛋等。上述各种食物可以使用适当的烹饪方法做给孩子吃。

②多给孩子喝热饮。多喝温热的饮料可使咳嗽患儿的黏痰变得稀薄，缓解呼吸道黏膜的紧张状态，促进痰液咳出。因此，最好让咳嗽患儿多喝温开水或温的牛奶、米汤等，也可给患儿多喝鲜果汁，果汁应选刺激性较小的苹果汁和梨汁等，不宜喝橙汁、西柚汁等柑橘类果汁。

这些食物要忌食

①多盐多糖类食物。太咸易诱发咳嗽或使咳嗽加重；糖果等甜食会助热生痰，也要少食。

②冷、酸、辣食物。冷饮以及辛辣食物会刺激咽喉部，使咳嗽加重；酸食常敛痰，使痰不易咳出，导致病情加重，使咳嗽难愈。

③鱼虾蟹。若孩子对海产品过敏，会引起咳嗽加重，并且腥味刺激呼吸道也会使孩子咳嗽加重，所以应忌食鱼虾蟹等食物。

④含油脂多的食物。花生、瓜子、巧克力等食物含油脂较多，食后易滋生痰液，使咳嗽加重，故不宜食用。油炸食品可加重胃肠负担，且助湿助热、滋生痰液，使咳嗽难以痊愈。

⑤补品。孩子咳嗽未愈时应停服补品，以免使咳嗽难愈。

辅助调养餐

百合雪梨饮

鲜百合50克（或干百合，酌情减量），梨1个，冰糖适量。梨去皮、核，切成小块；百合剥开洗净，削去黑边。将百合、梨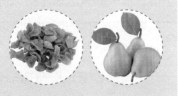放入碗中，加适量冰糖，隔水蒸熟即可。风热咳嗽的患儿痰黏稠，不易咳出，有咽痛，舌苔黄，适合食用百合雪梨饮，可清热止咳、化痰。

南瓜大枣羹

鲜南瓜300克，大枣30克，红糖适量。南瓜去皮，切大块，同大枣一起上锅蒸熟；大枣去皮，同南瓜一起碾压成泥，拌入适量红糖即可。南瓜可润肺益气、化痰消炎，且富含多种维生素，蒸食可使维生素损失最少，适合久咳气虚的儿童食用。

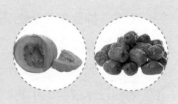

花椒炖梨

雪梨1个，花椒20粒，冰糖2块。雪梨去核，切成小块，放入花椒、2杯水、冰糖同煮，开锅10分钟即可。喝汤，每天早晚餐后各饮用1次。可温中散寒，润燥止咳。

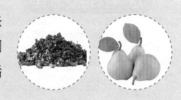

中医按摩、贴敷止咳

分推肩胛骨

人的两块肩胛骨是呈扇形的，它其实正对应着人的肺脏，通过分推肩胛骨，可以起到宣肺、益肺的作用。肩胛骨上有两个穴位，一个是肺俞穴，一个是风门穴。肺俞穴有双向调节的作用——补虚清热，就是说，孩子肺气虚弱了可以补虚，肺脏有热了可以清热。而风门穴是掌管风邪出入身体的门户，所以孩子咳嗽时，家长可以每天给孩子分推肩胛骨，便于将邪气驱赶出去。

操作：家长用两拇指分别自肩胛骨内缘由上向下做分向推动，分推100次左右即可。可以补肺气、补虚损、止咳嗽，适合各种类型的咳嗽，如寒咳、热咳、支气管炎、肺炎、哮喘等。

百部贴敷肺俞、膻中

取穴：肺俞穴位于第3胸椎棘突下，旁开1.5寸，左右各1穴；膻中穴位于两乳头连线的中点。

操作：将20克百部碾压为粉末，用棉布包起来贴在肺俞穴和膻中穴上，贴10小时即可。

也可以按摩这两个穴位，有宽胸理气、清肺止喘、舒畅心胸的功效。

鸡苦胆敷天突

取穴：天突穴位于胸骨上窝正中。

操作：将干的鸡苦胆碾压为粉末后敷在天突穴上。鸡苦胆有抗炎、利咽宣肺、止咳祛痰的功效。

咳嗽的孩子日常应该怎么护理

- 适当到户外活动，加强身体锻炼，增强小儿的抗病能力。

- 注意休息，保持环境安静，保持室内空气新鲜、流通，室温以 20 ~ 24℃为宜，相对湿度约60%。

- 饮食宜清淡、易消化、富含营养；忌辛辣刺激、过甜过咸食物。

- 经常变换体位及轻拍背部，有助于排出痰液。

- 如果宝宝入睡时咳个不停，可将其头部抬高，咳嗽症状会有所缓解。头部抬高对大部分由感染引起的咳嗽是有帮助的，因为平躺时，宝宝鼻腔内的分泌物很容易流到喉咙下面，引起喉咙瘙痒，致使咳嗽在夜间加剧，而抬高头部可减少鼻分泌物向后引流。还要经常调换睡觉的姿势，最好是左右侧卧轮换着睡，有利于呼吸道分泌物的排出。

便秘

孩子便秘以后，排出的大便又干又硬，刺激肛门，让孩子感到疼痛，日复一日会使得孩子害怕排便，而且排便时不敢用力，这样会使肠道内的粪便更加干燥，排便更难，形成恶性循环。父母要注意观察孩子的排便情况，对便秘及早发现、及早调理。

排便周期长不一定是便秘

便秘是孩子身上容易出现的毛病，并且有较大的危害，可造成孩子腹胀、腹痛、呕吐、厌食、进食困难、精神状态不佳或烦躁，严重的便秘还可导致发育缓慢，甚至停滞等。许多父母不懂如何判断孩子是不是便秘了，一旦发现孩子一天没大便，就怀疑是便秘了。在孩子的排便问题上，父母可能觉得一天一次或两天一次的频率才是正常的。一旦排便间隔周期稍长，父母就会很担忧。

事实上，排便周期长不一定是便秘。对于孩子来说，大便的性状比便次更重要。比如孩子几天没有大便，可排出的大便仍然成形，不干不硬、颜色正常，孩子也不感到排便困难，并且精神状态、食欲均良好，家长就不需要过于担心。但如果孩子排便间隔周期比较长，排出的大便又干又硬，并且孩子感到排便费劲，那就是便秘了。假如孩子天天排便，可是大便是干硬的球状，而且排出时很困难，那也是便秘。因此，便秘不是以排便间隔时间为判断标准的，而是以大便干结、排便费劲为依据。具体要怎么判断，可以通过下表来了解。

观察重点	便秘征兆
排便频率	孩子排便的次数比平时明显减少，尤其是 3 天以上都没有大便
是否腹胀	肚子胀起并可摸到硬块，有时会感觉肚子疼
动作表现	抗拒去厕所，出现夹脚、坐卧不安、抓住屁股或类似动作时却没排便
食欲	吃得比原来少，没胃口，甚至呕吐
体重情况	体重降低或一段时间内不增加
大便性状	排出的大便干燥、坚硬，像羊粪粒
排便是否费力	排便要特别用力，小脸憋得通红，并感觉疼痛，甚至会肛裂出血

小儿便秘的原因

导致孩子便秘的原因很多，除了肛裂、先天性巨结肠、结肠冗长症等，绝大多数孩子的便秘都是饮食问题导致的，可能是因为积食，也可能是因为饮食结构不合理。但在中医看来，便秘之源都在脾胃。

胃肠燥热

在中医里，热就是火，胃肠燥热说的就是孩子的胃肠里有火了，这与饮食结构不合理关系密切。很多孩子不爱吃蔬菜、水果，就爱吃肉、零食等肥甘厚味的食物，而且没有节制。孩子的脾胃又弱，吃下去的食物无法及时消化，积在胃里就会腐败，发酵化热，胃火向下传到大肠，肠热会伤及津液，大肠就会吸收粪便中的水分，使粪便干结，难以排出。

脾胃虚弱

中医认为，胃主降浊，脾主升清。食物经过胃腐熟之后，通过胃气的通降，下行至小肠，由小肠负责泌别清浊：清者交由脾，通过脾气的升发，输送到全身各处；浊者则下注大肠或膀胱，通过大小便排出。脾和胃的一升一降，完成了食物从消化道排泄的全过程。

如果父母平时不注意养护孩子的脾胃，孩子一旦脾胃虚弱，就会造成脾胃的升降功能失常，糟粕下传受阻，且大肠缺乏足够的动力将粪便排出体外，消化后的食物残渣、糟粕就会停滞在大肠内，从而导致孩子便秘。

脾胃互为表里，脾虚容易引起胃虚，而胃虚又容易导致脾的运化能力不足，二者出现任意一种，都会导致孩子便秘，所以治疗孩子便秘要脾胃同补。

治疗孩子便秘最为关键的是调理好饮食

要给孩子多喝水，保证孩子每顿都有蔬菜、水果吃，也可在孩子两餐中间喂些开水或果汁。

保证孩子的每日饮水量

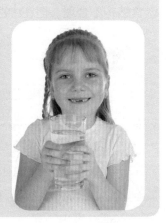

孩子要是喝水不足而造成身体缺水，大便中的水分就会被大肠吸收，使大便变得干燥，造成孩子便秘。要想预防和调理孩子便秘，父母必须保证孩子每天的饮水量。白开水是最适合孩子的饮用水，能及时清除人体在代谢过程中产生的废物，提高人体的耐受力和抗病能力。有的孩子不爱喝白开水，父母就用果汁代替，这种做法是不可取的。虽然适当饮用果汁对孩子的身体健康有好处，但绝不能用它来代替平常的饮用水。喝太多果汁容易造成孩子食欲不振，食物摄入量少，食物残渣就会减少，就不能够刺激大肠蠕动，从而加重便秘。

通常孩子每天每千克体重需120～150毫升水，夏天天热孩子出汗多的时候，可以适量给孩子多喝点水。但水也不是喝得越多越好，喝进去的水超过孩子身体的需水量，只会加重脾的负担，使孩子的脾功能发挥受影响，无助于改善便秘。

喝水也要有个大致的时间，应避免要么一天不喝，要么一次喝很多，也不要让孩子等到口渴再喝。日常生活中，最好让孩子每2小时左右就喝100～200毫升的水。

这些食物可多吃

①富含纤维素的蔬菜和水果。最好保证孩子每餐都有蔬菜和水果吃，也可以在两餐之间给孩子喂水果，以补充纤维素。除了蔬菜和水果，木耳、菇类、燕麦片、海苔、海带、果干等也都含有丰富的纤维素和矿物质，可以选用。

②含果肉的果汁。因为含果肉的果汁维生素含量很丰富，可以增强孩子的身体抵抗力。家庭最好配备一台榨汁机榨取果汁，因为市场上销售的果汁的果肉含量通常很少，维生素损失严重。

③各种有益于治疗便秘的汤水。如绿豆薏仁汤，绿豆、薏仁富含纤维质，不但可以改善便秘的症状，还有清热退火的功效。也可以选择大枣汤，大枣具有补中益气的作用，中医认为大枣有通心腹、祛邪气的功效，所以孩子便秘时，妈妈不妨试着用大枣熬汤给孩子喝。

④富含纤维素的粗粮。对于已经断奶的孩子，鼓励进食粗粮（如红薯）做的食物，有利通便。

这些食物要忌食

油炸或油腻的食物会加重便秘，最好避免给孩子食用。

辅助调养餐

冰糖香蕉粥

香蕉3根，糯米200克，冰糖适量。糯米淘洗干净，加入去皮切段的香蕉，如常法同煮成粥，粥成后加入适量冰糖。温后给孩子服食，一日1剂。可起到润肠、补虚、治便秘的作用。

红薯粥

红薯500克，大米200克，白糖适量。将红薯和大米洗净，同入锅中，加水，如常法煮粥。粥成后加入白糖。温热时让孩子服食，一日1剂。可健脾益胃、通大便。

按摩治便秘

实证

清大肠，退六腑，推下七节骨。食积证加清胃经、揉板门；燥热证加清天河水、揉膊阳池；气滞证加推肝经、揉膊阳池、推四横纹、推肺经。

虚证

推下七节骨，补脾经，补肾经，推上三关，点揉足三里。气虚证加揉中脘、脾俞、肾俞，摩腹；血虚证加推四横纹。

改善便秘的生活护理法

除了调整孩子的饮食结构，恰当的生活护理对预防和改善孩子便秘也很重要。这需要父母在平时生活中给予孩子更多精心的照顾。

让孩子养成良好的排便习惯

孩子1岁半以后，父母要逐渐培养孩子定时排便的良好习惯。可以在孩子三餐结束或者喝奶后的10分钟左右，让孩子坐一下马桶，试着排便；要注意室内温度及便盆的舒适度，以免孩子对坐便盆产生抗拒；同时要确保孩子正确地坐在马桶上，要坐直，这样肛管也是直的，有利于大便排出。开始时，父母可以陪伴孩子排便，每次10分钟左右，在孩子排便的过程中给予诱导、鼓励，帮助孩子养成良好的排便习惯。

让孩子养成良好的作息习惯

如果孩子生活没有规律，中午不睡觉，晚上十一二点还在玩耍，长期如此会引起阴虚阳亢，伤害脾胃，进而导致或加重便秘。所以，父母要注意让孩子养成良好的作息习惯。可以和孩子一起制订合理的作息计划，平时遵照执行，让孩子慢慢养成规律的作息。同时父母也要以身作则。

增加孩子的活动量

孩子便秘以后，父母应当适当增加他的活动量。活动量大，体能消耗增多，胃肠蠕动增加，排便情况也会得到相应的改善。如果孩子还小，不能独立行走、爬行，父母要多抱抱他，并适当辅助他做一些手脚伸展、侧翻、滚动的动作，以此增加孩子的活动量。孩子会走会跑了以后，父母可以在天气好的时候引导孩子多进行户外活动，如去公园散步、跑跑步、打打球等，加速肠胃对食物的消化。

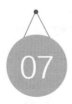

厌食

厌食是小儿的常见病之一，是指在较长时期内食欲减退或完全无食欲。古代中医文献中并无小儿厌食的病名，但文献所载 "不思食" "不嗜食" "不饥不纳" "恶食" 等病症表现与本病相似。本病可发生于任何季节，但夏季暑湿当令之时可使症状加重。各年龄段儿童均可发病，以1～6岁多见。患儿除食欲不振外，一般无其他明显不适，预后良好，但长期不愈者可使气血生化乏源，抗病能力低下，而易患他病，甚至影响生长发育，转为疳证。

孩子厌食的原因

一般情况下，厌食患儿除了食欲不振外，还可能伴有嗳气、恶心、腹胀、腹痛等。严重者还会出现营养不良、贫血、佝偻病以及免疫力低下，少数患儿也会表现出精神状态欠佳、脾气烦躁等症状。

厌食病因有先天因素及后天因素，病变脏腑主要在脾胃，病机关键为脾胃失健、纳化失和。小儿生机蓬勃、发育迅速，但脏腑娇嫩，脾常不足，若先天禀赋不足或后天调护失宜，都可影响脾胃的正常纳化功能，致脾胃不和，纳化失健，而成厌食。

先天因素

先天胎禀不足，脾胃薄弱之患儿往往出生后即表现不欲吮乳，若后天又失于调养，则脾胃怯弱，长期乳食难以增进。另外，小儿有脾常不足的生理特点，后天因素较为容易影响小儿脾胃的纳运功能，厌食比成人更为多见。

后天因素

①喂养不当。小儿乳食不知自节，若家长缺乏育婴保健知识，婴儿期未按期添加辅食；或片面强调高营养饮食，如过食肥甘、煎炸炙烤之品，超越了小儿脾胃的正常纳化能力；或过于溺爱，纵其所好，恣意偏食零食、冷食；或饥饱无度；或滥服滋补之品，均可损伤脾胃，产生厌食。

②病传药害。小儿稚阴稚阳之体，发病容易，传变迅速，若屡患他病，迁延伤脾；或误用攻伐，峻加消导；或过用苦寒，损脾伤阳；或过用温燥，耗伤胃阴；或病后未能及时调理，均可使受纳运化失常，形成厌食。

③情志失调。小儿神气怯弱，易受惊恐。若失于调护，猝受惊吓或打骂，或所欲不遂，或思念压抑，或环境变更等，均可致情志抑郁，肝失调达，气机不畅，乘脾犯胃，形成厌食。

饮食原则

合理喂养

6 个月以内的婴儿尽量纯母乳喂养，母乳喂养的宝宝很少出现厌食的症状。按顺序合理添加辅食，不要操之过急。

多种食物搭配

家长要遵循营养均衡的膳食原则，荤素搭配、米面搭配、颜色搭配，口味常变，增强新鲜感，刺激孩子的食欲。

控制零食

孩子的日常饮食要有所节制，不要让孩子吃过多的零食，尤其是在饭前不吃糖果、巧克力、糕饼等，以免影响孩子的食欲。

不强迫进食

不要强迫孩子进食其强烈抵触的食物，否则会加剧孩子的逆反心理。可以暂停进食，让孩子因为饥饿而引起食欲更有效。

对症食疗

家长可以给孩子适当多吃一些健脾养胃的食物，如山楂、鸡内金、山药、萝卜等，既能促进消化，还能强健孩子脾胃，增加食欲。

禁食高热量的零食，如巧克力、糖果、甜点、饮料；禁食辛辣刺激性食物，如辣椒、麻椒、浓茶；慎食滋补类食物和药物，如人参；少食油炸、烧烤和肥腻的食物，如炸鸡、肥肉等。

辅助调养餐

猪肚粥

猪肚100克，粳米100克。猪肚反复洗刷干净，沸水汆烫至熟，凉凉后切丁。粳米加适量水煮粥，米粒熟软后放入猪肚，同煮至粥成。适合脾胃功能弱、消化不良、食欲不振的儿童食用。

萝卜炖排骨

白萝卜500克，猪排骨250克，葱段、姜片、盐各适量。排骨斩块，汆烫冲净沥干；白萝卜切块。将排骨和葱段、姜片添适量清水，煮至肉骨脱离，拣出葱姜，放入白萝卜、适量盐，炖至萝卜熟透即可。白萝卜可宽中下气、消食化痰，猪排骨能补益脾胃，可改善食欲，辅助治疗小儿厌食。

推拿疗法治小儿厌食

脾失健运证

补脾土，运内八卦，清胃经，掐揉掌横纹，摩腹，揉足三里。

脾胃气虚证

补脾土，运内八卦，揉足三里，摩腹，捏脊。

脾胃阴虚证

揉板门，补胃经，运八卦，分手阴阳，揉二马，揉中脘。

肝脾不和证

清肝经，运内八卦，补脾土，揉中脘，揉脾俞，摩腹。

日常护理要点

创造愉快的进餐氛围

给孩子安排一个固定的地方进食，让孩子的注意力集中，自己吃饭，家长不要强迫孩子进食。

注意孩子的情绪变化

家长不要在吃饭时训斥孩子，以免不良情绪影响孩子的食欲，从而导致厌食。

让孩子适当进行户外活动

多让孩子呼吸新鲜空气、晒太阳、增加活动量，以增进食欲，提高消化能力和抗病能力。

疳积

　　疳积是疳证和积滞的总称。疳证是指由喂养不当，使小儿脾胃受伤，继而影响生长发育的病症，相当于营养障碍的慢性疾病；积滞是由乳食内积、脾胃受损而引起的肠胃疾病，临床以腹泻或便秘、呕吐、腹胀等消化不良症状为常见。患儿舌苔白腻且厚，口气有酸腐味。

　　本病包含西医学的蛋白质-能量营养不良、维生素营养障碍、微量元素缺乏等疾病。本病发病无明显季节性，各年龄段均可罹患，临床多见于5岁以下小儿。因其起病缓慢、病程迁延，会不同程度地影响小儿的生长发育，严重者还可发展至阴竭阳脱、猝然变险，因而被古人视为恶候，列为儿科四大要证之一。不过，随着人民生活水平的提高和医疗条件的改善，本病的发病率已明显下降，特别是重证患儿显著减少。本病经恰当治疗，绝大多数患儿均可治愈，仅少数重证或有严重兼证者预后较差。

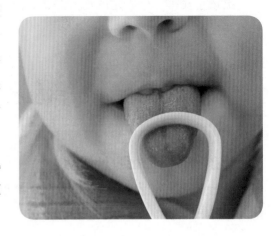

小儿疳积的症状

小儿疳积是由于喂养不当，或由多种疾病的影响，使脾胃受损而导致的慢性病症。现代多由偏食、营养摄入不足、喂养不当、消化吸收不良以及各种慢性疾病所致。

积滞症状

小儿面黄肌瘦、烦躁爱哭、睡眠不安、食欲不振或呕吐酸馊乳食、腹部胀实或时有疼痛、小便短黄或如米泔、大便酸臭或溏薄、兼发低热，此为乳食积滞的实证。

疳证症状

患儿身体逐渐消瘦，甚至骨瘦如柴，腹部坚硬胀大，水肿，生长发育迟缓，头发枯槁萎黄，还伴有各个器官功能低下等。

小儿疳积的病因

引起疳证的病因较多，临床以饮食不节、喂养不当、营养失调、疾病影响以及先天禀赋不足为常见，其病变部位主要在脾胃，可涉及五脏。病机关键为脾胃亏损，津液耗伤。正如《小儿药证直诀·诸疳》所说："疳皆脾胃病，亡津液之所作也。"

喂养不当

小儿"脾常不足"，乳食不知自节，若喂养不当，辅食添加失宜，乳食太过或不及，均可损伤脾胃，形成疳证。太过指乳食无度，过食肥甘厚味、生冷坚硬难化之物，或妄投滋补食品，以致食积内停，积久成疳，正所谓"积为疳之母"也；不及指母乳匮乏，代乳品质量低下，未能及时添加辅食，或过早断乳，摄入食物的数量、质量不足，或偏食、挑食，致营养失衡，长期不能满足生长发育需要，气液亏损，形体日渐消瘦，而成疳证。

疾病影响

因小儿久病吐泻，或反复外感，罹患时行热病、肺痨诸虫，失于调治或误用攻伐，致脾胃受损，津液耗伤，气血亏损，肌肉消灼，形体羸瘦，而成疳证。

禀赋不足

先天胎禀不足，或早产、多胎，或孕期久病、药物损伤胎元，致元气虚惫。脾胃功能薄弱，纳化不健，水谷精微摄取不足，气血亏耗，脏腑肌肤失于濡养，形体羸瘦，形成疳证。

干疳及疳积重证阶段，因脾胃虚衰，生化乏源，气血亏耗，诸脏失养，必累及其他脏腑，因而易于出现各种兼证。若脾病及肝，肝失所养，肝阴不足，不能上承于目，而见视物不清、夜盲目翳者，称为"眼疳"；脾病及心，心开窍于舌，心火上炎，而见口舌生疮者，称为"口疳"；脾阳虚弱失运，气不化水，水湿泛滥，则出现"疳肿胀"。

消除积食，避免高热、咽喉肿痛等后患

因为小儿积食很常见，所以很多家长会认为积食是小问题。其实，如果积食不能及时消除，很可能引起高热、咽喉肿痛等。

有时候家长会说孩子没有打喷嚏、流鼻涕等症状，就无缘无故地发热了，其实没有明显外感致病因素的孩子多半属于内伤发热，同时还可能伴有咽喉肿痛等症状。引起内伤发热的原因总结起来无非就是饮食积滞、情志不遂、肝气郁结等，其中饮食积滞是孩子内伤发热的主要原因。

中医认为，胃主收纳，脾主运化。如果孩子进食过量而积食，就会导致脾来不及将胃中的食物运化吸收排出，食物就会残留在胃肠道内，积滞时间长了就会化热，热蒸于内，孩子就会出现发热的症状。此外，胃肠道堆积的食物加重了消化负担，脾胃受损、功能失调，肺部的津气盛衰，肺脏功能也会受到影响，肺气上逆加之内热，咽喉肿痛也会随之而来。

疳积患儿的饮食原则

调整孩子的饮食结构

提倡母乳喂养，乳食定时定量，按时按序添加辅食，适时断奶，膳食均衡，以满足小儿生长发育的需要。

要选择易消化、高热量、高蛋白、低脂肪、足量维生素的食物进行哺喂，重点增加维生素A、B族维生素、维生素D和钙等营养元素的摄入，同时常备乳酶生之类的促消化药剂，适时使用。病情较重的孩子对食物的耐受性差，则初起增加食物的品种，要以简单、先稀后干、先少后多为原则。

这些食物可多吃

①粳米。粳米性平、味甘，有补中益气、健脾养胃的作用，最宜小儿疳积者煮粥食用。

②糯米。将糯米煮成粥给孩子食用，能够益气、补脾胃，但是不可以做成饭或糕饼点心，这样反而会使孩子难以消化吸收。

③白扁豆。白扁豆性平、味甘，有补脾、健胃、和中、化湿、止泻的作用。最适合小儿疳积见有无食欲、大便稀，或消化不良、久泻不止者。

④鸡肝。《医林纂要》中记载："鸡肝治小儿疳积，杀虫。"每天取鲜鸡肝1~2个，在沸水中煮20分钟，以食盐或含铁酱油蘸食，连吃3~5天为一疗程。

⑤鳗鱼。鳗鱼性平、味甘，有补虚羸、杀虫的作用，适合小儿疳积者服食。明朝李时珍曾指出："鳗鱼治小儿疳劳。"

⑥山楂。山楂有消积滞的作用。如果孩子是由于饮食过饱，伤及脾胃，导致食积不化，可以给孩子多吃。如果孩子是胃酸过多引起的消化不良，则不宜多吃山楂。

这些食物要忌食

①辛辣、炙烤、油炸、爆炒之品。此类食物会助湿生热，同时也不利于消化吸收。

②生冷瓜果及性寒滋腻、肥甘黏糯的食物。此类食物会损害脾胃，也难以消化。

③一切变味、变质、不洁的食物。这些食物不利于人体健康，千万不要给孩子吃。

辅助调养餐

糖炒山楂

山楂、红糖各适量。山楂洗净去核。红糖放入锅中，小火炒化，加入山楂，炒至山楂熟透，有酸甜味道散发即可。本品有健胃消食、理气散瘀的作用，可促进疳积的儿童消化，减轻腹胀等症状。

山楂饮

山楂片10克，大枣5枚，蜂蜜适量。将山楂放进砂锅，焙至焦黄，大枣也可进行炒制，待表面呈深红色即可，然后将山楂片和大枣一起放进清水中大火煎煮，煮好后加入适量蜂蜜，稍微凉凉后直接饮用。每天2~3次，连喝两天就能缓解积食引起的不适。

山楂梨丝

鲜山楂100克，雪梨300克，白糖少许。将山楂洗净去核，雪梨去皮去核，切成细丝。将白糖放进锅里，加适量清水熬至白糖溶化并且能拉丝时，放进山楂、梨丝翻炒均匀即可食用。此零食一天一次，对食积不化、胃中积热有良好效果。

推拿、敷贴疗法治疳积

揉板门

揉板门可以健脾和胃、消食化滞，能调治孩子不爱吃饭等问题。

取穴：手掌大鱼际部。

操作：用中指端揉板门50～100次。

摩中脘

摩中脘可以健脾和胃、消食止胀，主治积食、胃痛、腹胀、呕吐等。

取穴：肚脐上4寸，即剑突下至脐连线的中点。

操作：用食指、中指、无名指三指摩中脘3～5分钟。

捏脊

捏脊可以消食化积、强身健体，主治孩子积食、发热、腹泻、呕吐、腹痛、便秘等。

取穴：后背正中，整个脊柱，从大椎至长强成一直线。

操作：用拇指、食指和中指指腹自下而上提捏孩子脊旁1.5寸处。捏脊通常捏3～5遍，每捏三下将背脊皮肤提一下，为"捏三提一"法。极度消瘦者慎用。

推下七节骨

推下七节骨有泻热止痢的功效，对孩子患细菌性痢疾有调理作用。

取穴：第4腰椎至尾椎骨端成一直线。

操作：用食指、中指端自上向下直推孩子七节骨100～300次。

莱菔子贴压中脘

主要治疗消化系统疾病，比如腹胀、便秘、食欲不振等。

> 取穴：肚脐上4寸，即剑突下和脐连线的中点。
>
> 操作：将莱菔子装在纱布包里，睡前贴在孩子的中脘穴处。

改善积食的生活护理法

①合理安排小儿生活起居，保证充足的睡眠时间，经常进户外活动，呼吸新鲜空气，多晒太阳，增强体质。

饭后散步。带动脏器和肢体运动，消化功能也会得到提升，可帮助食物充分吸收，能有效预防积食。但不要饭后立即活动。散步的同时，家长还可以引导孩子双手重叠放于腹部，正反方向交替摩腹，每天边散步边摩腹20分钟左右，孩子的脾胃功能会有很大改善。

亲子瑜伽。孩子在家长的协助下伸展身体，可以起到按摩内脏的作用，有强化消化系统功能，预防积食、消化不良等功效，同时还可以加强孩子的免疫力。锻炼时要根据孩子身体的实际情况，循序渐进，切不可过量练习。

②发现体重不增或减轻，食欲减退时，要尽快查明原因，及时加以治疗。

③保证病室温度适宜，光线充足，空气新鲜；患儿衣着要柔软，注意保暖。

④定期测量患儿的体重、身高，及时了解和分析病情，评估治疗效果。

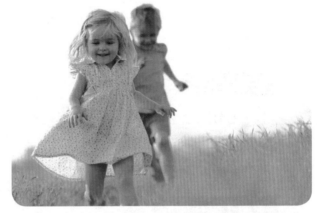

⑤病情较重的患儿要加强全身护理，防止褥疮及眼疳、口疳等兼证的发生。

口疮

口疮也称口腔溃疡，是学龄前儿童最易患的一种口腔黏膜疾病。为发生在口腔黏膜上的浅表性溃疡，多发生在舌部、颊部等处，大小可从米粒至黄豆，呈圆形或卵圆形，溃疡面下凹，周围充血。溃疡具有周期性、复发性等特点。

本病以2～4岁的幼儿多见，一年四季均可发病，无明显的季节性，临床上既可单独发生，也可伴发于其他疾病，如急性感染、腹泻、久病体弱和维生素缺乏等。预后多良好，少数体质虚弱者口疮可反复发生，迁延难愈。

孩子为什么会得口疮

如果给小儿吃过热、过硬的食物，或擦洗口腔时用力过大等，都可损伤口腔黏膜而引起发炎、溃烂。小儿患上呼吸道感染、发热及受细菌和病毒感染后，口腔不清洁，黏膜干燥，也可引起口疮。营养不良、慢性腹泻、长期使用抗生素的小儿发病率高。

与鹅口疮相区别

鹅口疮多发生于新生儿或体弱多病的婴幼儿。口腔及舌上满布白屑，周围有红晕，其疼痛、流涎一般较轻。

与手足口病相区别

手足口病多见于4岁以下小儿，为病毒感染引起的时行疾病，春夏季流行。除口腔黏膜溃疡外，伴发热及手、足、臀部皮肤疱疹。

饮食原则

可以吃的食物

应选择口味清淡、无刺激性的流食或半流食，避免孩子进食疼痛。宜选择富含优质蛋白质和B族维生素、维生素C的食物，如动物肝脏、瘦肉、鱼类、鸡蛋、西瓜、香蕉、芹菜、南瓜、番茄等。可将食物烹调熟后，再用搅拌机打碎成流质给孩子吃。

不宜吃的食物

禁食坚硬、不易咀嚼吞咽的食物，如锅巴、果仁等；禁食辛辣刺激性食物，如辣椒、生葱等；禁食燥热食物，如羊肉、榴莲、桂圆等。

辅助调养餐

薏仁绿豆汤

薏仁60克，绿豆60克，甘草6克。将薏仁、绿豆洗净，清水浸泡，然后同洗净的甘草加适量清水，煮熟，捞去甘草即可饮用。可清热解毒，促进溃疡的愈合。

番茄瓜皮汁

番茄1个，西瓜翠衣200克，白糖适量。番茄用沸水稍烫后剥皮，切块；西瓜皮去净外皮和红肉，留西瓜翠衣，切块。将番茄和西瓜翠衣放入搅拌机，添适量凉开水和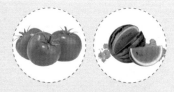

白糖，搅打均匀即可。西瓜翠衣可以清热解暑，治疗口疮和咽喉肿痛，番茄富含维生素C，二者同用有益于促进溃疡面的愈合。

推拿治疗口疮

①推天柱骨，揉天突，清胃经，清板门。发热加退六腑、水底捞月、揉二扇门。用于风热乘脾。

②清心平肝，清天河水，清小肠，捣小天心。用于心火上炎。

③清胃，清板门，退六腑，清大肠，清天河水。用于脾胃积热。

④补肾，揉二马，分手阴阳，清天河水，推涌泉。用于虚火上浮。

日常护理要点

保持口腔清洁，注意饮食卫生，避免不必要的口腔擦拭，以免损伤口腔黏膜。

家长一定要仔细地观察宝宝口腔，找到溃疡的具体位置。如果溃疡是在宝宝的口腔两侧，或是在牙齿对应的口腔内壁处的话，家长需要进一步查明，宝宝在患处附近的牙齿是否有尖锐、不平滑的缺口。如果有，就要将宝宝带到医院处理；如果没有，家长就可以自己在家护理了。

保持口腔外周皮肤干燥卫生。

在宝宝养病时，家长要多关心宝宝，并且多进行些能转移注意力的行为，比如带他做游戏、给他讲故事等，尽量让宝宝不去关注疼痛的地方。

小儿流涎

小儿流涎，就是小儿流口水，是指口中唾液不自觉从口内流溢出的一种病症。孩子流口水与脾脏运化无力有关。在脾虚的情况下，脾的固摄功能失调，口水不能正常传输，就会发生流口水的现象。

孩子为什么会流涎

一般来讲，1岁以内的婴幼儿因口腔容积小，唾液分泌量大，加之出牙对牙龈的刺激，大多都会流口水。随着生长发育，1岁左右流口水的现象就会逐渐消失。如果到了2岁以后孩子还在流口水，就可能是异常现象，如脑瘫、先天性痴呆等。另外，孩子患口腔溃疡或脾胃虚弱时，也会流涎不止。脾经蕴热也会造成孩子流口水不止，见口水较稠，浸湿胸前，进食时更多，伴有面

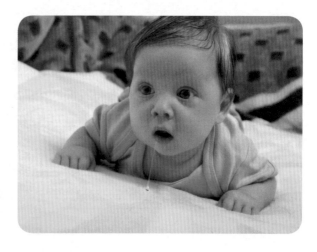

色潮红、大便偏干、小便短少，舌红、苔薄黄。主要由于素体阳盛，或食积化火，致使脾经积热，而廉泉不能约制而成。治疗时应用清泻脾热的方法。

饮食原则

要防止孩子出现病理性流口水，平时要培养孩子良好的卫生习惯，注意清洁口腔。

培养孩子良好的饮食习惯

选择一些能减少唾液分泌、缓解流涎症状的中药食材做成菜肴给孩子吃，如益智仁、远志、陈皮、茯苓等。

选择健脾益气、燥湿和胃、摄纳津液的中药食材，如黄芪、白术、山药等；忌食酸性等刺激唾液分泌的食物，如酸梅等。

辅助调养餐

益智仁扁豆粥

山药30克，扁豆15克，大米100克，益智仁10克，冰糖适量。大米、益智仁均泡发洗净；扁豆洗净，切段；山药去皮，洗净切块。锅置火上，注水后放入大米、山药、益智仁，用旺火煮至米粒开花，再放入扁豆，改用小火煮至粥成，放入冰糖即可。

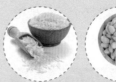

薏仁山楂汁

薏仁100克，生山楂20克。加水650毫升，文火煮1小时，浓缩汤汁。每日分3次空腹服，连用5天为一个疗程。适用于孩子流涎。

中医调理方

艾灸疗法

取穴：涌泉、劳宫、足三里、三阴交、合谷、脾俞。

操作：按艾卷温和灸法操作。每次选用2～4个穴位，每穴每次施灸15分钟，每日1次，3次为1疗程。

按摩疗法

取穴：中脘、脾俞、胃俞、足三里、三阴交、外劳宫。

操作：患儿仰卧，家长以掌心在腹部以顺时针方向按摩5分钟，然后以两手拇指自中脘至脐向两旁分推50次。清补脾经100次，揉板门300次。患儿再俯卧，以中指指腹按揉脾俞、胃俞各2分钟。再按揉足三里、三阴交各1分钟。揉外劳宫100次，推三关100次。

吴茱萸敷贴

吴茱萸5克，打成粉，糊在孩子的脚底上，用胶布封好，晚上敷上，白天取下来即可。连续贴5～7天，可以温阳散寒。

南星吴萸粉敷贴

胆南星1克，吴茱萸3克。将以上两味药放微波炉里烘干，待冷，共研极细粉末，贮瓶备用。使用时，将药粉加少量面粉、少许米醋调成糊状，临睡前敷于孩子两足心（涌泉穴）处，外用纱布包扎，每次敷12小时，次日清晨弃去。连用3～4次。

呕吐

　　呕吐是因胃失和降，气逆于上，胃中乳食上逆经口而出的一种病症。古人将有声有物谓之呕，有物无声谓之吐，有声无物谓之哕。因呕与吐常同时出现，故多称呕吐。

　　本证发病无年龄及季节限制，但临床以婴幼儿多见，好发于夏秋季节。本病经积极治疗，一般预后良好；但若呕吐严重，则可致津液耗伤，日久可致脾胃虚损，气血化源不足而影响生长发育。

引起呕吐的原因

　　呕吐可见于西医学的多种疾病过程中，如消化功能紊乱、急慢性胃肠炎、胰腺炎、肠梗阻、先天性肥厚性幽门狭窄及肠套叠等。本书中所提的呕吐，主要是消化功能紊乱所致，由其他原因所致者应详查病因，明确诊断，积极治疗原发病，以免贻误病情。

　　患儿在呕吐前常常会出现面色苍白、上腹部不适、厌食等症状，且根据病因不同，具体的症状表现也不同。例如急性胃肠炎或消化不良引起的呕吐，表现为呕吐物酸臭，伴有腹痛、腹泻等；若是颅脑疾病，则会表现为频繁喷射状呕吐、头痛、烦躁等。

小儿呕吐的症状比较多，引起小儿呕吐的原因也不少，如喂养或进食不当，给孩子喂食过多，或者孩子进食过量生冷、油腻以及不洁食物等，都有可能引起小儿呕吐。当孩子感染消化道疾病如肠炎、胃炎时，由于消化道内的局部刺激而引起反射性呕吐，还可能会同时出现腹痛、恶心等症状。另外，孩子患有脑炎、脑膜炎等疾病时，会发生中枢性呕吐。此外，有毒物质对胃肠道局部造成刺激时，也会引起呕吐。

呕吐患儿的饮食注意事项

孩子呕吐期间，胃肠被搅乱，难以消化食物，如果孩子不想吃东西，可暂时禁食，让孩子的肠胃稍稍休息；喂食的时候，宜给孩子吃一些消食化滞、养阴生津的食物。

这些食物可多吃

①面糊或烂粥。因为婴幼儿的胃肠娇嫩，消化能力弱。孩子在呕吐后3~4小时内可能会肚子饿，这时最好给他喂食面糊或烂粥。应先吃流食、半流食，如米粥、汤面，再逐渐过渡到普通饮食。

②消食化滞、养阴生津的食物。如山楂、乌梅、小米、麦粉及大豆、豇豆等杂粮制品。

③富含蛋白质的食物。如牛奶、鸡蛋、瘦肉和鱼肉等营养丰富的食物。

④富含各种维生素的水果蔬菜。如苹果、甘蔗、香蕉、葡萄、山楂、乌梅、西瓜等。

这些食物要忌食

①生冷、冰镇、油腻、黏性强以及煎、炸、烤、熏等不易消化的食物。饭前饭后喝冷饮，很容易造成胃肠道局部受冷刺激，导致腹痛。

②辛辣刺激性强的食物。1~2周岁内的孩子更不能吃辣椒、芥末、干姜、胡椒、羊肉等辛辣、发性食物。

辅助调养餐

小米糊

小米锅巴、红糖各适量。小米锅巴研成细末适量，冲水。每次服10克，红糖水送下。一日1次，连服7日。可防治呕吐。

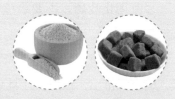

牛奶姜汁饮

牛奶适量，姜汁3～5滴，和牛奶混匀服用。本方适用于小儿呕吐。

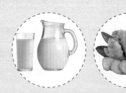

止吐姜汤

姜3片，陈皮5克，冰糖少许。将陈皮和姜片放入小锅内，加适量水，煮5分钟，倒入杯中，放入冰糖即可。生姜有止吐作用，能有效防治宝宝持续呕吐的症状。

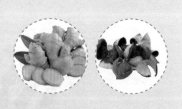

推拿治疗呕吐

①掐合谷，泻大肠，分阴阳，清补脾经，清胃，揉板门，清天河水，运内八卦，平肝，按揉足三里。用于乳食积滞。

②清脾胃，清大肠，掐合谷，退六腑，运内八卦，清天河水，平肝，分阴阳。用于胃热气逆。

③补脾经，揉外劳宫，推三关，揉中脘，分阴阳，运内八卦。用于脾胃虚寒。

对呕吐患儿的家庭护理措施

尽量卧床休息。不要经常变动体位甚至剧烈活动，否则很容易再次引起呕吐。发生呕吐时要让孩子坐起来，把头转向一边，以免呕吐物呛入气管。

不能大量饮水。孩子呕吐后可以用少量水漱口，如果孩子强烈要求喝水，家长可以让其少量多次地饮水。

忌乱用止吐药。不要给孩子吃含有阿司匹林的药物，很容易使孩子患瑞氏综合征。

哺乳时不宜过急，以防空气吞入；哺乳后，将小儿竖抱，轻拍背部，使吸入的空气排出，然后再让其平卧。

饮食清洁卫生，不吃腐败变质食品，不恣食生冷。防止食物及药物中毒。

服用中药时要少量多次频服。药液冷热适中，热性呕吐者药液宜冷服，寒性呕吐者药液宜热服，避免病邪与药物格拒而加重呕吐。

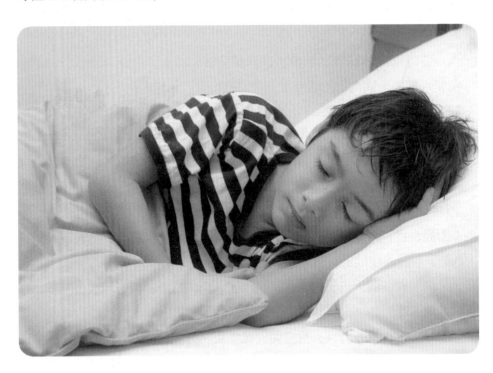

小儿单纯性肥胖

孩子都是父母的掌上明珠，吃着精致美食，喝着碳酸饮料，食量不限，零食不断，重肉轻素，运动量严重不足。这种进食高热量、低消耗的生活方式，培养出了许多小胖墩，医学上称之为小儿单纯性肥胖。

小儿肥胖的特点

单纯性肥胖可见于小儿的任何年龄，以婴儿期、学龄前期及青春期为发病高峰，病因大多为能量的摄入与消耗不平衡，即营养过剩。患儿食欲极佳，进食量大，喜食肥甘，懒于活动。外表肥胖高大，体重超过同龄儿，身高、骨骼都在同龄儿的高限，面颊、肩部、胸腹脂肪积累尤为显著，大腿、上臂粗壮而肢端细。

单纯性肥胖可造成机体某些器官、系统功能性损伤，活动能力和体质下降，同时还可对儿童心理造成一定影响。此外，它还是成年期肥胖及心脑血管疾病、糖尿病等成年期疾病的危险因素。因此，及时干预孩子的肥胖，对增强体质、促进发育和预防成年期疾病有着非常重要的意义。

小儿肥胖饮食注意

调整饮食结构

孩子正处在生长发育的关键时期，在日常生活中，在不节食的原则下，要懂得吃什么、怎样吃。一般来说，小胖墩的饮食应以清淡少盐为主，尽量不吃油腻、过咸，含高热量、高脂肪以及熏烤、油炸的食物。瘦肉、蛋、奶制品的摄入应该适量，而蔬菜、水果、粮食等天然作物的摄入量则不限制。做荤菜时，应采用清蒸、炖、煮这些健康的烹饪方式。

纠正不良饮食习惯

家长应协助孩子改掉不吃早饭、晚上加餐、吃饭速度过快、暴饮暴食、边吃边玩、饭前吃零食等不良饮食习惯。

辅助调养餐

荷叶薏仁水

荷叶30克，薏仁20克，水煎服。每日3～4次。

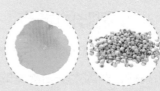

陈皮冬瓜汤

连皮带籽冬瓜500克，陈皮3克，葱、姜、盐、味精各适量。洗净冬瓜，切成块，放锅内，加陈皮、葱、姜片、盐，并加适量水，用文火煮至冬瓜熟烂，加味精即成。

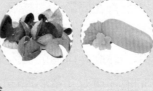

山楂冰糖水

生山楂10克，冰糖6克，煎水，常饮。

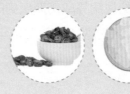

黄豆海带汤

鲜黄豆50克，海带30克，新鲜猪骨100克，盐2克。三者洗净后，同放砂锅内，先用中火烧沸，再改小火煮汤，加盐调味后饮用。

选择正确的方式减肥

调整生活方式

单纯性肥胖是一种与生活方式密切相关的慢性疾病，需要慢慢调理，这种调理不仅仅指饮食方面，还要对孩子的生活方式进行调整。改变生活方式和矫正异常行为都需要相当长的时间，而且要进行有效减肥——严禁使用饥饿疗法，严禁实施吸脂手术减肥，严禁使用辟谷等减肥方法。成人减肥药会导致厌食、失眠、思维异常、血压升高等不良反应，会严重阻碍儿童的生长发育，严重影响儿童的智力，所以千万不能给孩子吃成人减肥药。

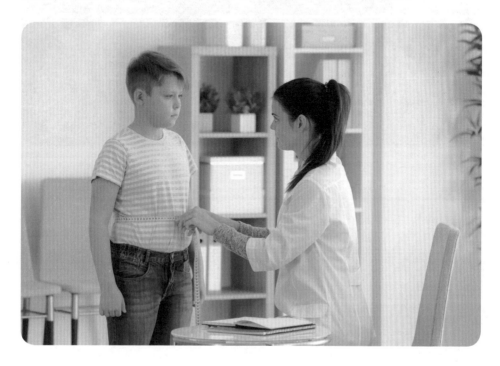

适当运动

鼓励孩子多做适当的运动并持之以恒，也是至关重要的。儿童减肥应选择中小强度、长时间的有氧运动，如游泳、步行、跳绳、慢跑、爬楼梯等。每次运动时间不少于20分钟，每周3~4次。随着适应能力的提高，逐渐增加运动时间和运动次数。需要注意的是，孩子在运动后感觉饿了，不要立即开吃，可先喝些开水，再吃些稀饭和绿叶蔬菜，慢慢再进食肉类及其他食物。

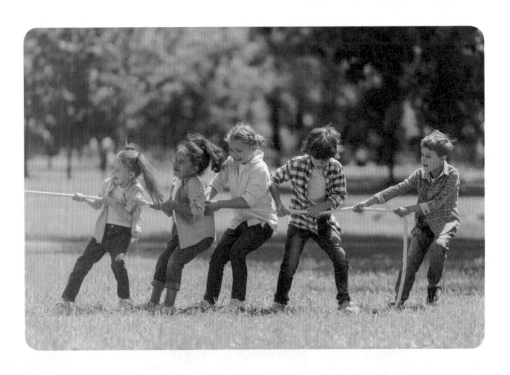